Neue Quellen der Heilung

Friedrich Butzbach

NEUE QUELLEN DER HEILUNG

*Eine völlig neuartige Reflexzonen-Massage
für Gesundheit und Wohlbefinden*

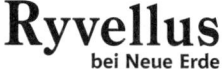

Ryvellus
bei Neue Erde

Stellungnahme des Verlages: Warum wir an der »alten« Rechtschreibung festhalten

Wir halten die »neue« Rechtschreibung für eine Fehlgeburt, und das konnte auch gar nicht anders sein, weil der Ansatz der Reformer war, das Schreiben einfacher zu machen. Wir als Verlag veröffentlichen unsere Bücher aber für Sie, liebe Leserin/lieber Leser - Sie sollen es als Leser einfach haben. Das Lesen und das Verständnis ist bei vielen Regeln der »alten« Rechtschreibung einfacher und klarer. (Denken Sie nur einmal, daß nach der neuen Rechtschreibung, zwei Autoren kein Buch mehr zusammenschreiben können, es hieße dann immer, sie hätten es zusammen geschrieben, auch wenn sie es zusammengeschrieben haben.) Im übrigen sind die neuen Regeln nun auch nicht eben frei von Widersprüchen. Auf Wunsch senden wir Ihnen gerne ein ausführliches Info mit den wichtigsten Ungereimtheiten am »Neuschrieb«.

1 2 3 4 5 6 7 8 9 10 11 12 11 10 09 08 07 06 05 04 03 02 01 00

Für die deutsche Ausgabe
© Neue Erde Verlag GmbH, 2000
Alle Rechte vorbehalten.

Titelseite:
Dragon Design, GB

Satz und Gestaltung:
Dragon Design, GB
Gesetzt aus der Berkeley

Gesamtherstellung:
Legoprint, Lavis

Printed in Italy

ISBN 3-89060-451-X

Ryvellus ist ein Imprint bei NEUE ERDE.

NEUE ERDE Verlag GmbH
Rotenbergstr. 33 · D-66111 Saarbrücken
Deutschland · Planet Erde (»Love it, or leave it«)

Inhalt

Für meine Tochter Edeltraut

*Dank an meine Frau
für ihre Geduld, ihr Verständnis
und ihre wohlwollende Kritik, mit
der sie meine Arbeit begleitet hat.*

Vorwort

Würde ein Professor Fußreflexzonenmassage praktizieren und seine Erkenntnisse und Erfahrungen niederschreiben, bezeichnete man das als eine wissenschaftliche Arbeit. Bei einem Laien nennt man die gleiche Tätigkeit ein Hobby.
Und daraus wurde das Folgende.

Man hat mich schon oft gefragt, wie ich zur Reflexzonenmassage gekommen bin. Der Grund dafür ist meine Tochter. Sie ist durch eine nicht erkannte Hirnhautentzündung, die als eine Lungenentzündung diagnostiziert wurde, geistig im Vorschulalter stehengeblieben.

Ärztliche und homöopathische Untersuchungen und Behandlungen erbrachten keine oder kaum erkennbare Verbesserungen ihres Zustandes, bis sie mit sechsundzwanzig Jahren zur Fußreflexzonenmassage kam. Nach den ersten Massagen stellten meine Frau und ich kleine positive Veränderungen in ihrem Verhalten fest, die für uns schon eine Erleichterung waren.

Der Gedanke, ihr Behandlungen dieser Art über Jahre zukommen zu lassen, um dadurch ihr Verhalten vorteilhaft zu beeinflussen, erweckte in mir den Wunsch, diese Art der Massage zu erlernen, was ich dann auch tat.

Zuerst massierte ich nur meine Familie, dann eine Nachbarin, danach eine zweite und dritte, und so kamen im Laufe der Zeit auch fremde Menschen zu mir, die sich behandeln ließen.

Durch das stetige Beobachten der massierten Personen und das intensive Befassen mit dieser Art der Massage, sammelte ich über Jahre meine Erfahrungen und Erkenntnisse auch über unbekannte Reflexpunkte im Fuß. Dabei entwickelte sich allmählich eine neuartige Massage, die wesentlich von der Fußreflexzonenmassage abweicht, sodaß sie fast nichts Gemeinsames mehr mit ihr hat. Dieses habe ich hier für andere Menschen, die dafür Interesse zeigen, festgehalten.

Mein besonderer Dank gilt Frau Dr. Erika Brummund für Ihre Unterstützung.

55585 Niederhausen/Nahe
im August 1996

Einleitung

Das Wort »Reflexe« entstammt dem Lateinischen und bedeutet »der Wiederschein«.

Bei einem Menschen, beziehungsweise bei allen Lebewesen, bezeichnet man mit dem Wort »Reflexe« eine mit oder ohne eigenen Willen oder Bewußtsein ausgelöste Reaktion auf einen Reiz. In eben diesem Sinne spricht man bei verschiedenen Körperpartien von den Reflexzonen.

Solche Reflexzonen befinden sich besonders stark ausgeprägt an und in unseren Füßen, über die wir die Durchblutung im Körper, die Gesundheit im allgemeinen und die Lebensenergie anregen können. Von den Möglichkeiten, die uns die Reflexzonen bieten, und über ihre Wirkungsweise ist uns noch vieles unbekannt.

Die Reflexzonenmassage – allgemein über den Fuß ausgeführt – ist schon wiederholt beschrieben worden und basiert in erster Linie auf den Erkenntnissen und den Beschreibungen des amerikanischen Arztes Dr. W. Fitzgerald.

Wir in Europa stehen mit unseren Erfahrungen und Erkenntnissen, die die Reflexzonenmassage betreffen, noch immer ganz am Anfang. Im Gegensatz zu den asiatischen Masseuren, die auf einen Erfahrungszeitraum von über fünftausend Jahren aufbauen können, welcher uns fehlt. Deshalb ist es wichtig für uns, Erfahrungen und Erkenntnisse die von einzelnen erarbeitet und erkannt werden, aufzuzeichnen und weiterzugeben.

Es hätte viele Vorteile, wenn sich in unserem Gesundheitswesen der Gedanke durchsetzen würde, daß die Reflexzonenmassage von Laien ausgeübt werden sollte, so wie sie auch in den asiatischen Ländern von Laien getätigt wird.

Die in Frage kommenden Gruppen wären Rentner, Hausfrauen, deren Kinder nicht mehr der Aufsichtspflicht unterliegen und Behinderte. Insbesondere denke ich dabei an Rollstuhlbehinderte. Ihnen würden die damit verbundenen Besuche sowie die sich daraus ergebenden Gespräche mit anderen Menschen, die ebenfalls gesundheitlich belastet sind, bei Veränderungen (Erfolgserlebnisse!) die Lebensqualität erhöhen und sie fühlten sich »nicht mehr nur am Rande der Gesellschaft stehend«.

Diese drei Gruppen sind für ihren Lebensunterhalt nicht unbedingt auf den finanziellen Gewinn durch diese Massagen angewiesen. Sie sind durch

Renten, den Verdienst des Ehemannes und die soziale Versorgung des Behinderten finanziell abgesichert.

Wenn Masseure, Fußpfleger, Heilpraktiker oder Krankenpfleger und -pflegerinnen die Massagen mit dem notwendigen Zeitaufwand von etwa einer Stunde betreiben, wird die Fußreflexzonenmassage für viele Menschen unerschwinglich. Wird die Zeit einer solchen Behandlung aber auf zwanzig bis dreißig Minuten reduziert, bringt sie nicht die erwarteten intensiven Durchblutungen und die damit verbundenen Anregungen und Veränderungen in den Körper, und dann hat man mit der Reflexzonenmassage keinen Erfolg.

Ich befaßte mich nach dem Erlernen der Fußreflexzonenmassage sehr intensiv mit diesen Reflexen. Die Zone des Kopfes bzw. die der einzelnen Gehirnteile waren für mich die interessantesten Reflexbereiche am Fuße. Ich ließ mich von dem Gedanken leiten, wenn sich im Bereich der großen Zehe die Reflexbereiche des Gehirn darstellen, müßten sich auch dort, wie am Fuße, alle Organe und Gewebe des gesamten Körpers zu erkennen geben.

Durch jahrelanges Arbeiten und Suchen konnte ich meine Vermutungen bestätigen, die ersten Erkenntnisse erweitern und ihre Wirksamkeiten erfahren und ausbauen, wobei sich immer deutlicher herausstellte, daß ich damit eine neue Art der Reflexzonenmassage gefunden habe.

Sie aktiviert den Körper viel intensiver, die Entspannung ist tiefer und bringt damit Energien in uns stärker und schneller zum Fließen, die durch Schock, Erregung und Erlebnisse, durch Zerrungen und Verspannungen im Knochengerüst und Muskelbereich oder andernorts ausgelöst wurden.

Sie stärkt somit also Körper, Geist und Seele. Sie weckt die körpereigenen Abwehrkräfte und dient damit unserer Gesundheit.

Was nun neu und ergänzend hinzukommt, ist die Aufschlüsselung der Reflexzonen der großen Zehen.

Diese zeigen: In den großen Zehen wiederholt sich das alles, was sich an Reflexen in den Füßen befindet.

Die einzelnen Körperteile stehen jedoch in ganz anderen Größenverhältnissen zueinander. Der Kopfbereich benötigt dabei für sich einen ebenso großen Raum wie die Brust- und Leibzone mit allen Organen zusammmen. Die einzelnen Organe haben nur die Größe von Punkten, die Hand- und Fußbereiche erscheinen um das Mehrfache größer als die Bereiche der Arme und Beine.

Das Wichtigste in den großen Zehen ist jedoch »die Anordnung der Organe«: Sie ist im Gegensatz zum Körper und der Reflexzone am Fuße eine andere! Die Art der Massage ist ebenfalls eine vollkommen andere. Bei ihr muß neben der Massage der großen Zehen der Reflexbereich des Solarplexus einbezogen werden, wobei die Massage an der großen Zehe selbst mit leichtester Berührung, gerade eben einem Hautkontakt, ausgeführt werden muß. Er sollte aber auf den Punkt genau sein.

Die Beschreibung dieser Reflexzone und die Beschreibung der Ausführung ihrer Massage, sowie die der verschiedenen anderen Massagen sind im Folgenden genauestens festgehalten und erklärt.

Punktmassage an den großen Zehen

Die von mir an den großen Zehen gefundenen Energiepunkte lösen immer wieder eine intensivere und für den Behandelten schneller spürbare Anregung der Durchblutung aus als dieses über die allgemein bekannten Punkte der Fußreflexzonenmassage möglich ist. Das bedeutet aber nicht, daß ich damit auf die normale Fußreflexzonenmassage verzichten will oder kann; die Behandlung der großen Zehe sollte als eine Bereicherung der Durchblutungsförderung über den Fuß verstanden werden.

Zur Zeit liegt die Anzahl der von mir an den großen Zehen festgestellten Reflexpunkte bei der Zahl fünfzig.

In der großen Bertelsmann-Lexikothek (Band 5 sowie Band: Mensch und Gesundheit) fand ich die Abbildungen, die ich in meinen Aufzeichnungen benutze. Diese Abbildungen brachten mich auf den Gedanken, die gefundenen Punkte flächenmäßig zu ordnen:

Die Kopfzone, den Hals-, Brust- und Leibbereich und die Zonen der Arme und Beine.

Dabei kam die Erkenntnis: In den großen Zehen ist, ebenso wie in der Fußreflexzone, der ganze Mensch abgebildet.

Zu meinem nicht geringen Erstaunen stellte ich mehrere Übereinstimmungen in den Abbildungen der beiden Lexika mit meinen Aufzeichnungen fest. Am auffälligsten sind die großen Bereiche des Kopfes, der Hände und der Füße, sowie die Größe des Zungenbereiches. Bemerkenswert ist die Übereinstimmung der Kleinheit der Flächen, die der restliche Körper beansprucht.

Die nächste Übereinstimmung sehe ich in der Stellung der Arme und der Beine. In der Abbildung »Querschnitt durch die Großhirnrinde« liegt der Fuß in der entgegengesetzten Richtung zur Hand. Die Arme sind gestreckt, während die Beine abgewinkelt sind, fast so wie bei den Feststellungen an den großen Zehen.

Dies sind deutliche Übereinstimmungen, die man in der Theorie der Fußreflexzonenmassage beachten sollte, zumal die an den großen Zehen ausgelösten Reflexe nach meinen Erkenntnissen zuerst das Gehirn erreichen, um von dort zum Körper reflektiert zu werden.

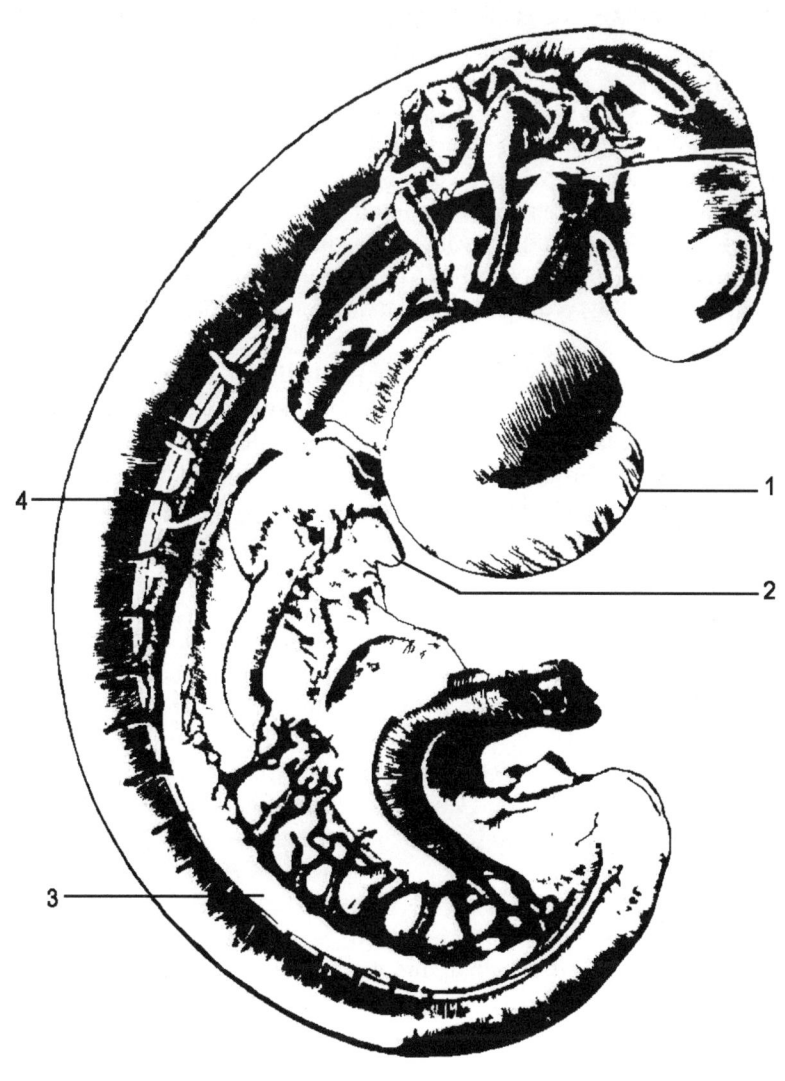

17 *Schnittserienkonstruktion des 2,57 mm großen Embryos (Blechschmidt),
26 Tage. 1 Herz, 2 Leber, 3 Urniere, 4 Aorta mit Rückenmarksästen.*

Die Abweichung in der Aufteilung der Reflexpunkte
in den großen Zehen zu den Anordnungen der Reflexzonen in den Füßen.

Bei der Aufteilung befindet sich in den Zehenkuppen der großen Zehen der Reflexbereich des Schädels, darunter sind die Punkte der Augen, der Nase und die der Ohren. Dicht darunter, zur zweiten Zehe hin, sind die Bereiche der Lippen und der Zunge. Sie sind sehr groß im Vergleich zu den anderen Reflexbereichen des Kopfes. Auf der gleichen Ebene liegen die Reflexe des Halses mit denen des Kehlkopfes und der Mandeln.

Danach folgen die Reflexe, bei denen sich die Anordnungen in den großen Zehen, zu denen in den Füßen, unterscheiden. Es sind die Reflexpunkte des Herzens, der Leber und der Nieren. Sie liegen direkt unter den Kopfreflexen, über den Reflexbereichen der Lunge, des Magens, des Solarplexus der Bauchspeicheldrüse und des Zwölffingerdarmes.

Einige Jahre hatte ich für diese Aufteilung keine Erklärung, bis ich im Frühjahr 1995 beim Lesen des Buches von Erich Blechschmied: »SEIN UND WERDEN – Die menschliche Frühentwicklung« die Erklärung in den Beschreibungen der Entwicklung des Embryos fand. Aus diesen Aufzeichnungen geht klar hervor, daß unter dem Kopf »vor allen anderen Organen in diesem Bereich« sich das Herz, die Leber und die Urniere, also die Niere entwickelt. Das sind Übereinstimmungen mit den Anordnungen der Reflexpunkte in den großen Zehen. Sie zeigen :

In den großen Zehen bilden sich nicht die Reflexe der Organe und aller anderen Gewebe des Menschen ab, sondern:

**Es ist der Aufbau und die Entwicklung des
»EMBRYOS«**

der sich in unseren großen Zehen so zeigt, wie er dem Menschen durch die GENE vorbestimmt ist !

Das Rindenmännchen

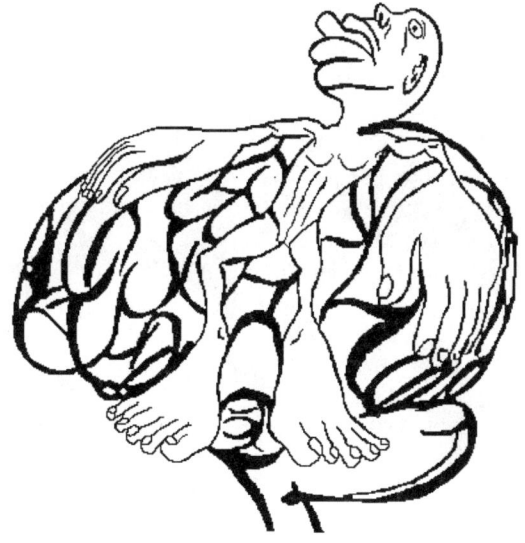

So sähe der Mensch aus, wenn seine Körperteile so groß wären wie das Areal, das sie in der Körperempfindungssphäre der Großhirnrinde repräsentiert. Der gesamte Rumpf ist auf weniger Quadratzentimtern Hirnoberfläche vertreten als die Hand. Das hat seinen Sinn, denn die Hände haben ein hochspezialisiertes Tastgefühl. Ähnlich wichtig sind die Füße. Sie mußten dem Hirn des Waldläufers ehemals vermelden,wo der Boden schlüpfrig wurde und der Sumpf begann. sie liefern aber auch uns beschuhten Großstädtern Haltungsinformationen. Arme und Beine sind dagegen als Reizempfänger von minderer Bedeutung. Ihr Anteil an der Körperempfindungssphäre ist daher klein. Groß dagegen ist das Gesicht vertreten, insbesondere die Lippen und auch die Zunge. Die Zunge ist nicht nur selber ein Sinnesorgan, sondern sie ist im Verein mit den Lippen auch für die Bewegungskontrolle beim Sprechen verantwortlich.

Querschnitt durch die Großhirnrinde

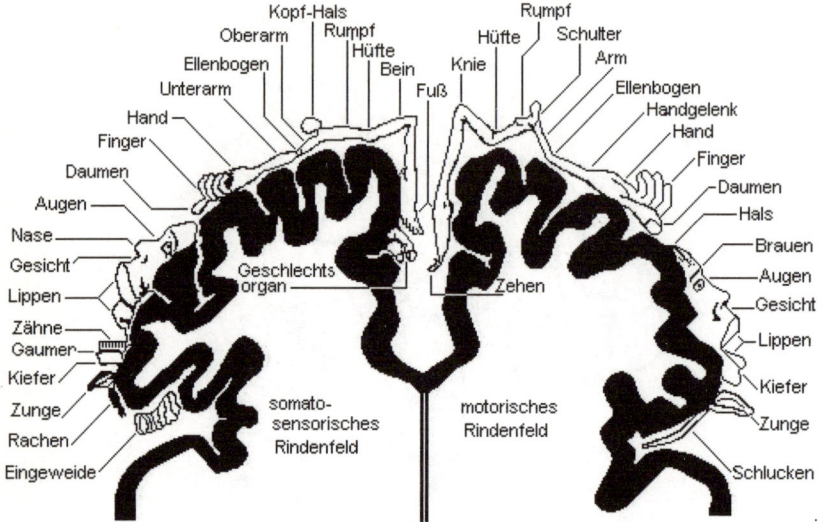

Das somato-motorische Feld, links, ist verantwortlich für das Bewußtwerden (Fühlen) der von den Sinnesorganen eintreffenden Reize. Das motorische Feld, rechts, ist verantwortlich für die Bewegung im Erfolgsorgan.

Über die Hirnabschnitte sind die Organe des menschlichen Körpers verschieden groß projiziert, je nachdem wie groß das zugeordnete Rindenfeld, das heißt, wie bedeutend die Steuerung durch das Gehirn für das entsprechende Organ ist.

Körperzonen in den großen Zehen

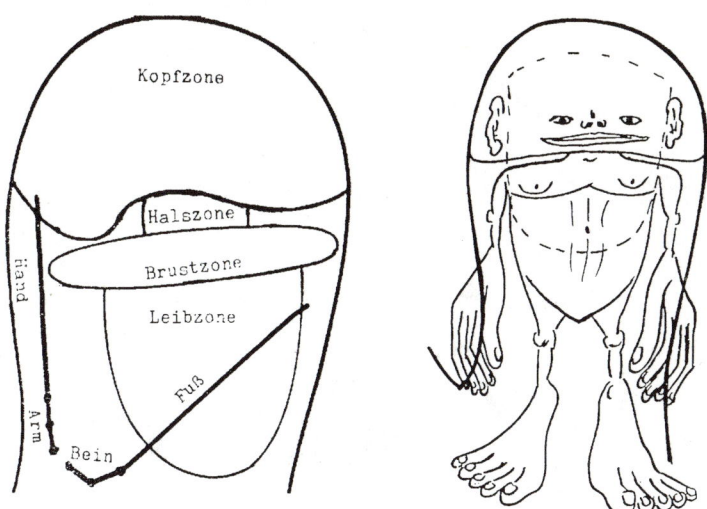

So ungefähr sähe der Mensch nach den Empfindungspunkten in der großen Zehe aus. Die Stellung von Arm und Bein ist ähnlich wie sie sich bei der Abbildung »Querschnitt durch die Großhirnrinde« zeigt. Das Bein ist abgewinkelt, der Arm ist gestreckt, Hand und Fuß befinden in entgegengesetzter Richtung zueinander.

Reflexpunkte in den großen Zehen

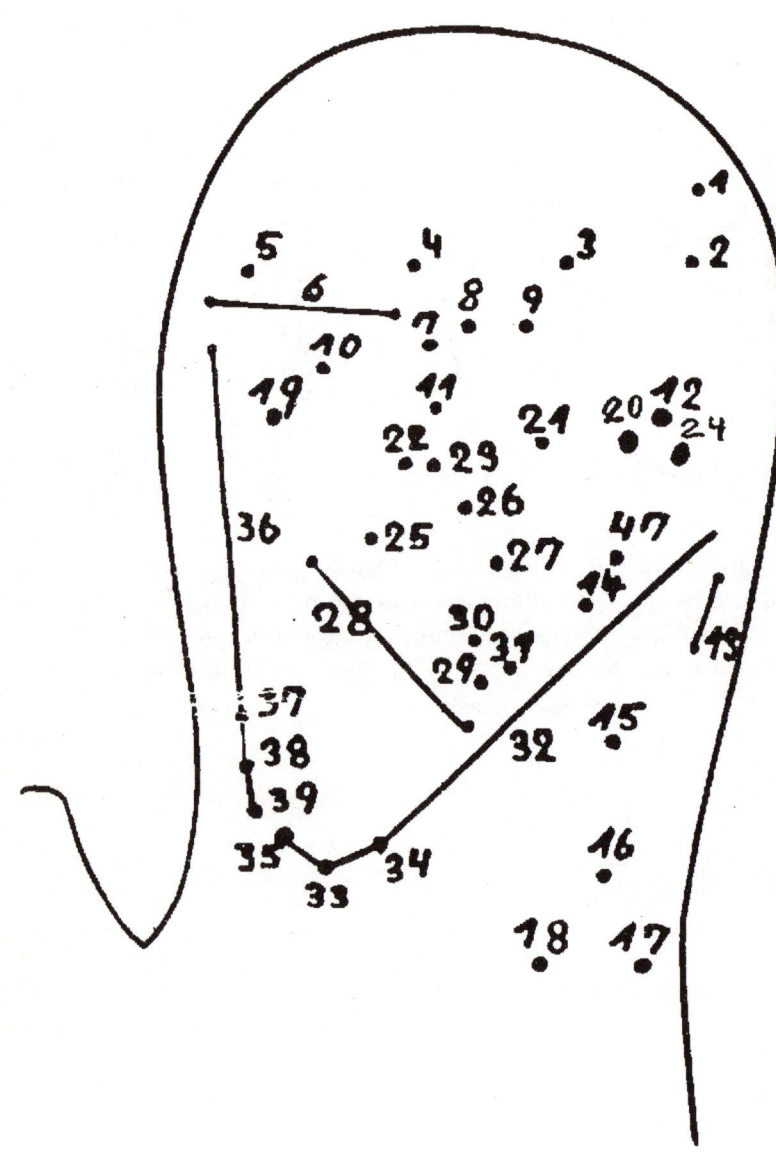

Punkt	Bezeichnung	Punkt	Bezeichnung
1	Zirbeldrüse/ Epiphyse	21	Blase
2	Auge	22	Magen
3	Nase	23	Bauchspeicheldrüse
4	Nasennebenhöhle und Stirnhöhle	24	Leber
5	Ohr	25	Galle
6	Zunge, Lippe	26	Dickdarm
7	Kehlkopf	27	Dünndarm
8	Stimmbänder	28	Leiste
9	Mandeln	29	Eierstöcke und Hoden
10	Wange	30	Gebärmutter
11	Bronchien	31	Prostata
12	Herz	32	Fuß
13	Thymusdrüse	33	Bein
14	Hypophyse	34	Knie
15	Keilbeinhöhle	35	Hüfte
16	Nase und Mund	36	Hand
17	Schläfe	37	Arm
18	Schilddrüse	38	Ellenbogen
19	Brust	39	Schulter
20	Niere	40	Milz

Massagen über diese Punkte sollten nur mit der Fingerspitze und mit leichtestem Hautkontakt, aber auf den Punkt genau ausgeführt werden. Nach jedem Punkt, der massiert wird, sollte ebenso leicht der Solarplexus* anmassiert werden. Zeigt sich trotzdem bei dem Behandelten ein Druckgefühl über den Augenbrauen, sollte die Massage an der großen Zehe unterbrochen und der Solarplexus solange massiert werden, bis der Druck über den Augenbrauen zurückgegangen ist.

* Unter Solarplexus ist hier immer der Reflexbereich desselben am Fuße zu verstehen.

Fußaußenseite

Punkt Bezeichnung

13 Thymusdrüse
15 Keilbeinhöhle
17 Schläfe
41 Zirbeldrüse / Epiphyse
42 Wirbelsäule
   a - b Halswirbel
   b - c Brustwirbel
   c - d Lendenwirbel
   d - e Kreuzbein - Steißbein
43 Mandeln
44 erster Nackenwirbel
45 Hypophyse - Hirnanhangdrüse
40 Beruhigungspunkt
48 Behandlungspunkt für Parkinson
50 Haut

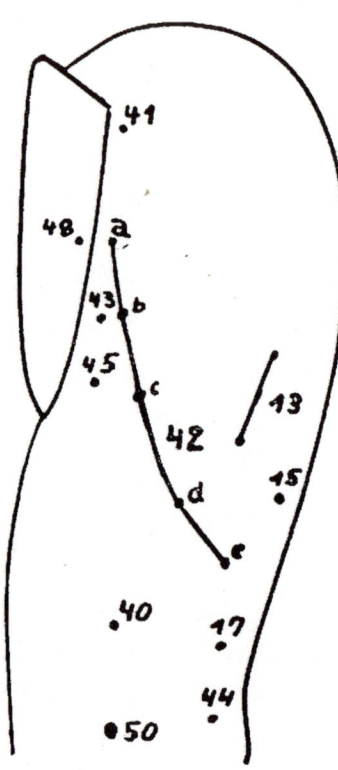

Fußinnenseite

Punkt Bezeichnung

48 Oberkiefer
50 Haut

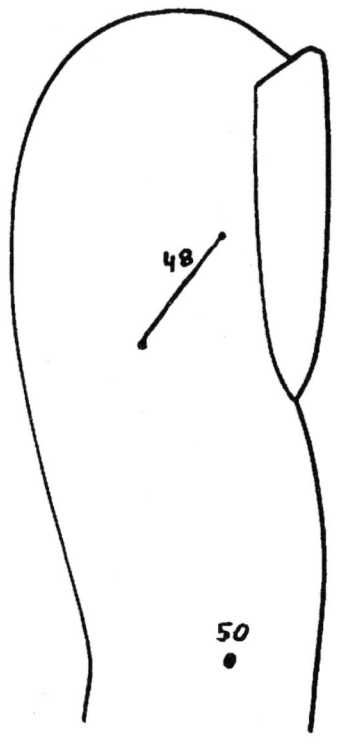

Drüsen

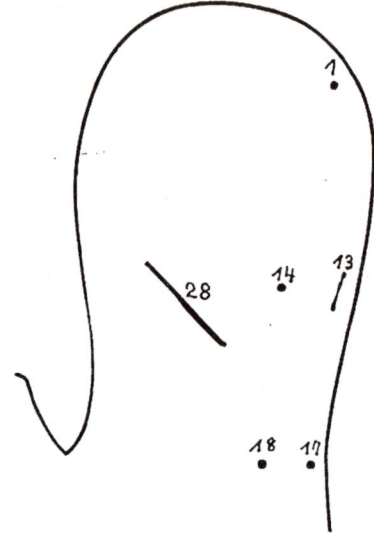

Punkt Bezeichnung

1   Zirbeldrüse - Epiphyse
13 Thymusdrüse
18 Schilddrüse
28 Leiste
14 Hypophyse

Kopf und Hals

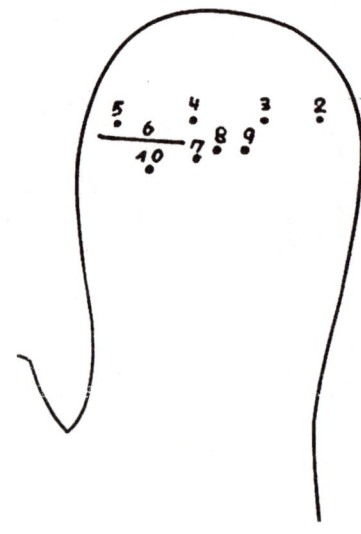

Punkt Bezeichnung

2   Auge
3   Nase
4   Stirn - Nasennebenhöhle
5   Ohr
6   Zunge - Lippen
7   Kehlkopf
8   Stimmbänder
9   Mandeln
10 Wange

Brust

Punkt Bezeichnung

  11   Bronchien -Lunge
  12   Herz
  13   Thymusdrüse
  19   Brust

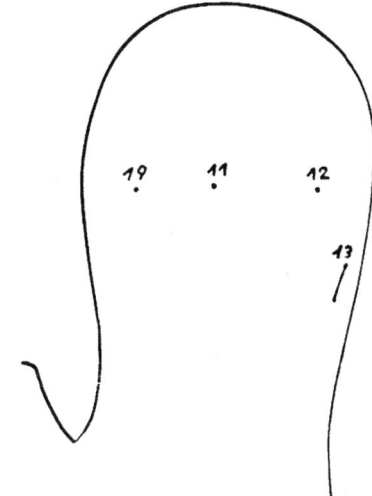

Leib

Punkt Bezeichnung

  20   Nieren
  21   Blase
  22   Magen
  23   Bauchspeicheldrüse
  24   Leber
  25   Galle
  26   Dickdarm
  27   Dünndarm
  28   Leiste
  29   Eierstock - Hoden
  30   Gebärmutter
  31   Prostata
  47   Milz

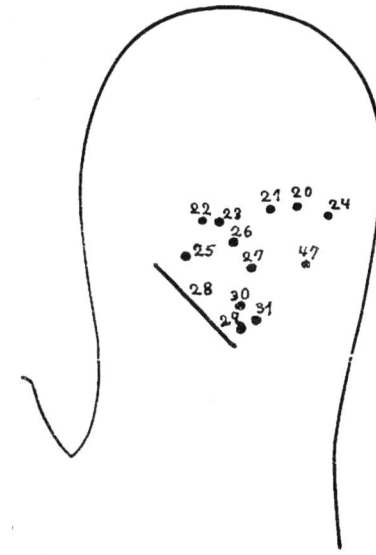

Schulter - Arme, Hüfte - Beine

Punkt Bezeichnung

28 Leiste
32 Fuß
33 Unterschenkel - Oberschenkel
34 Knie
35 Hüfte
36 Hand
37 Unterarm - Oberarm
38 Ellenbogen
39 Schulter

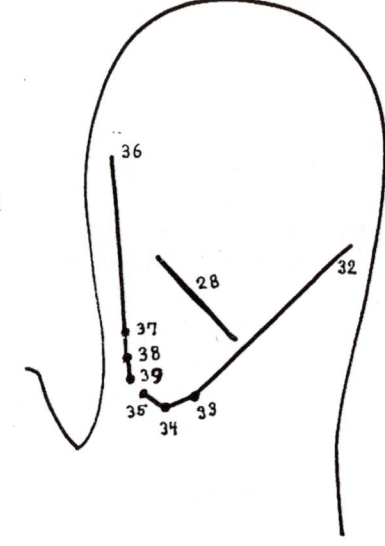

Erfahrungen

Ich erlernte die Fußreflexzonen-Massage und massierte nach der erlernten Methode, aber mit einer gewissen Skepsis ihr gegenüber. Veränderungen zum Besseren bei den von mir Behandelten änderten mit der Zeit jedoch meine Einstellung. Als ich eine junge Frau massierte, erzählte sie mir nach der dritten oder vierten Massage von einem Gehörschaden, den sie auf der linken Seite hätte. Wahrscheinlich sei sie seit ihrer Geburt schon auf diesem Ohre taub. Meine Frage, ob ich versuchen sollte, an diesem Zustand etwas zu verändern, beantwortete sie mit ja. Ich massierte nun über mehrere Wochen, wie ich gelernt hatte, den Reflexbereich des linken Ohres. Dabei verspürte sie einen leichten Druck oder eine angenehme Wärme. An der Qualität des Hörens veränderte sich aber nichts.

Dann aber kam mir der Gedanke, der sich einfach nicht mehr verdrängen ließ: Wenn in der großen Zehe die Reflexzone des Gehirns sein sollte, wie es die Methode aussagt, müßte über die große Zehe auch das Ohr zu erreichen sein.

Mehrere Wochen versuchte ich nun mit verschiedenen Massagetechniken eine Reaktion im Ohrbereich dieser Frau zu erreichen. Als ich fast aufgeben wollte, stellte sich die gesuchte Reaktion doch noch ein. Der Druck im Ohr wurde wesentlich stärker bei der Massage an der großen Zehe als der an dem bekannten Punkt unter der vierten Zehe. Zur gleichen Zeit entwickelte sich auch eine stärkere Wärme im Innenohr. Ich hatte den Reflexpunkt des Ohres an der großen Zehe gefunden. Ein geringes Abweichen von dem gefundenen Punkt verringerte sogleich die Wärme und das Druckgefühl im Ohr. Ich wechselte nun vom linken zum rechten Fuß und massierte dort die gleiche Stelle an der großen Zehe, dabei kamen sofort wieder Wärme und Druckgefühl im Ohr auf. Bei den nachfolgenden Massagen wurden Wärme und Druckgefühl immer intensiver. Die Massierte hatte nach eigenen Angaben das Gefühl, der Druck im kranken Ohr ginge von innen nach außen. Dann wurde das Gefühl von Wärme und Druck stärker und verlagerte sich so, daß sie dieses Gefühl auch in dem gesunden Ohre spürte. Jetzt veränderte der Druck aber seine Richtung, er ging nicht mehr von innen nach außen, sondern von beiden Ohren aus aufeinander zu. Dazu erklärte sie: sie habe das Gefühl, als gingen zwei Stäbe zwischen ihren Ohren aufeinander zu. Dabei bildete sich allmählich ein leichter Druck über den Augenbrauen.

Nachdem sie mir ihre Empfindungen mitgeteilt hatte, wurde sie ganz plötzlich weiß im Gesicht und rang nach Luft. Ich erschrak und unterbrach die Massage. Ihre Atemnot dauerte ungefähr zwischen zwanzig und dreißig Sekunden, dann war dieser Zustand wieder vorbei. Dieser Vorfall löste bei mir einen Schock aus, der mich lange Zeit beunruhigte und nachdenklich machte. Sie jedoch hatte sich sehr rasch erholt und überraschte mich mit dem Ausruf: Ich höre mit meinem tauben Ohr! Mit einem Radio-Kopfhörer stellten wir dann fest, daß sie wirklich hörte. In der nachfolgenden Zeit, in der ich sie weiterhin massierte, hielt ich mit der Einstellung des Lautstärkereglers die Veränderung ihrer Hörfähigkeit fest. Nach wenigen Wochen war sie in der Lage, mit dem ehemals tauben Ohr zu telefonieren.

Ich hatte damit den ersten Reflexpunkt, das Ohr, an der großen Zehe gefunden. Es war für mich eine wichtige Entdeckung und der Beginn der Bestätigung dafür, daß in der großen Zehe sich die Reflexzone des Gehirns darstellt.

Später machte ich dann die Feststellung, daß der über die großen Zehen ausgelöste Reiz oft viel schneller und intensiver Reaktionen auslöst, als der über die bekannten Reflexpunkte in der Fußreflexzone das tut.

Durch die erreichte Veränderung ermutigt, begann ich weitere Reflexpunkte an der großen Zehe zu suchen. Da ich jetzt wußte, wie ich diese Reflexpunkte finden konnte, war das weitere Suchen etwas leichter. Bald schon fand ich bei einer Frau, die Heuschnupfen hatte, den Reflexpunkt der Nase. Bei einer Massagezeit von etwa eineinhalb Minuten verspürte die Frau eine leichte Wärme und ein leichtes Kribbeln in der Nase, sie hörte ein leises Knistern von der Nase her und bekam durch ihre Nase wieder Luft. Dann hatte sie das Gefühl, als werde ihre Nase von innen her trocken. Bei der nächsten Behandlung, nach einer Woche, erzählte sie mir, sie habe nach dieser Massage sich nur noch einmal so richtig die Nase putzen müssen und damit sei ihr Schnupfen vorbei gewesen. Diese Veränderung, hervorgerufen durch diese Art der Massage, durfte ich bisher immer wieder erleben.

Bei einer älteren Frau, die über eine längere Zeit krampfartige Schmerzen nach dem Wasserlassen in der Blase empfand, fand ich den Reflexpunkt der Blase an der großen Zehe. Beim Massieren desselben empfand sie ein ihr angenehmes Wärmegefühl in dem Bereich der Blase. Nach dieser

einen Massage war der Schmerz, der durch Medikamente nicht beeinfluß-
bar war, verschwunden. Als ich bei dieser Frau den Reflexpunkt der Blase
suchte, fand ich auch den Reflexpunkt der Niere, der sich durch eine deutliche Wärme in ihrem Rücken bemerkbar machte. Über ihn habe ich unterdessen wiederholt Beschwerden in diesem Bereich durch die Anregung der
Durchblutung lindern können. Bei einem Besucher gingen sogar Beschwerden, die durch eine Zyste ausgelöst wurden, durch die Anregung der
Durchblutung zurück. Bei einer späteren Ultraschalluntersuchung zeigte
sich die Zyste wohl noch, aber durch die erreichte Schmerzfreiheit fühlte
sich der Mann nicht mehr belästigt.

Bei einer Frau um die vierzig, der man beide Brüste amputiert hatte und
die wegen starker Narbenschmerzen zu mir kam, suchte und fand ich den
Reflexpunkt der Brust. Nachdem ich diesen etwa eine Minute massierte,
fühlte sie das allmähliche Ansteigen einer leichten Wärme im Narben-
bereich. Damit gingen auch gleichzeitig die Schmerzen zurück. Nach einer
Zeit von sechs bis acht Wochen hörte ich von dieser Frau, daß sie noch
immer schmerzfrei sei.

Ein anderes für mich interessantes Erlebnis war aber auch gleichzeitig
eine für mich unerklärbare Sache. Eine Frau kam mit den Beschwerden
eines Fersensporns zu mir. Ich massierte sie, wie ich es erlernt hatte. Doch
bei ihr veränderte sich nichts. Nach der fünften oder sechsten Massage
suchte ich an ihrer großen Zehe den Reflexpunkt der Ferse, den ich mit
leichtem Hautkontakt massierte, bis sie ein Wärmegefühl im Bereich des
Fersensporns empfand. Nach einer Woche erzählte sie mir die folgende
Geschichte:

»In meinem Leben hatte ich noch selten mit Kopfschmerzen zu tun.
Kopfschmerzen von stärkerer Art waren mir fremd. Nach der letzten
Behandlung erlebte ich diese zum ersten Mal. Freitag morgen erwachte ich
mit leichtem Kopfschmerz, der sich über den Tag hin allmählich steigerte.
Er wurde so stark, daß ich mich gegen Abend hinlegen mußte. In der
Nacht schlief ich sehr schlecht und konnte am Samstag nicht aufstehen.
Das Tageslicht schmerzte in meinen Augen. Der Hausarzt war nicht zu
erreichen und vom Wochenenddienst wollte ich mich nicht behandeln
lassen. Gegen Abend fühlte ich eine starke Beule mitten auf meinem Kopf.
Mein Mann wollte mich nach dieser Feststellung sofort in ein Krankenhaus bringen, aber ich lehnte es ab. Nachdem auch mein Mann ins Bett
gegangen war, mußte ich selbst bald eingeschlafen sein. Als ich erwachte,
wunderte ich mich, daß es schon Tag war, und mir fiel auf, daß ich keine
Kopfschmerzen hatte. Dann stellte ich fest, daß auch die Beule am Kopf

verschwunden war. Beim Anrichten des Frühstücks bemerkte ich, wie mein Mann mich beim Hin- und Hergehen zwischen Zimmer und Küche beobachtete. Auf meine Frage, warum er mir so nachschaue, sagte er: Du hinkst ja gar nicht mehr. Mir selbst war es nicht aufgefallen, denn ich hatte mich bis jetzt zu sehr mit dem Vorgang des Verschwindens der Beule an meinem Kopf befaßt. Erst dann stellte ich fest, daß meine Ferse nicht mehr schmerzte.

Bei der nun folgenden Untersuchung des Fußes sahen wir beide, daß der Fersensporn nicht mehr vorhanden war. Auf die nun folgende Frage der Frau, was sich in ihrem Körper abgespielt habe, konnte ich nur sagen: Ich weiß es nicht, ich kenne die Antwort darauf nicht.

An eine ebenso unerklärbare Veränderung durch die Massage erinnere ich mich auch immer wieder sehr gerne. Eine Frau, einunddreißig Jahre alt, kam zu mir wegen ihrer Beschwerden im Leib. Nach einer Darmoperation, bei der sie eine Woche im Koma gelegen hatte, litt sie an Durchfall und sich immer wiederholenden Leibschmerzen. Die Operation hatte im sechzehnten Lebensjahr stattgefunden. Behandlungen mit Medikamenten waren immer nur kurzzeitig hilfreich. Schon die erste Massage an der großen Zehe löste bei ihr eine deutlich spürbare Wärme im Leib, besonders im Darmbereich, aus, und die vorhandenen Leibschmerzen gingen noch während der Behandlung zurück. Als sie eine Woche später zur nächsten Behandlung kam, sagte sie zu mir: »Seit fast sechzehn Jahren war ich nicht einmal eine Woche ohne Leibschmerzen und Durchfall. Gleich nach der Massage hatte ich nur noch einen Durchfall, danach aber hatte ich täglich nur noch einmal einen normalen Stuhlgang und keine Schmerzen mehr im Leib.« Über den Zeitraum von drei Wochen wurde diese Frau von mir regelmäßig massiert. Ihr Zustand war in dieser Zeit unverändert gut. In der vierten Woche sagte sie die Behandlung überraschend mit der Begründung ab, daß sie nach der dritten Massage so starke Leibschmerzen und Durchfall bekommen habe, daß sie im Bett liegen müsse und die Wohnung nicht verlassen könne. Der Arzt sei bei ihr gewesen, doch die verordneten Medikamente hätten ihr nicht geholfen. Dieser Zustand hielt eine Woche (sieben Tage) an. Danach erwachte sie am Morgen, und die Leibschmerzen sowie der Durchfall waren nicht mehr vorhanden. Ich bin überzeugt, dieser Vorgang war eine durch die Massage angeregte und vom Körper ausgelöste Reaktion, die zu ihrer Genesung notwendig war. Der Kontakt zu dieser Frau, über einen Zeitraum von mehr als zwei Jahren, hat mir gezeigt, daß diese Veränderung eine bleibende war.

Ein ähnliches Erlebnis hatte ich mit einem dreißigjährigen Mann. Er kam zu mir wegen starker Rückenschmerzen. Nach einigen Massagen erzählte er mir, daß er vor acht Jahren eine Herzoperation hatte. Seit dieser Zeit habe er kein Gefühl mehr vom Ellenbogen den Oberarm aufwärts über die ganze ganze Schulter hin. Weiter sagte er, er sei über eine längere Zeit in nervenärztlicher Behandlung und einmal sogar in der Landesnervenklinik gewesen. Leider habe sich aber an dem Zustand seines Armes nichts verändert. Nach der zweiten Massage über den Bereich der großen Zehe bekam er sehr starke Schmerzen im Oberarm und in der Schulter. Sie hielten die Woche über bis zur nächsten Massage an. Auf die Frage, warum er nicht früher zur Massage gekommen sei und die Woche über die Schmerzen ausgehalten habe, sagte er mir, er habe sich doch über die Schmerzen gefreut, denn wenn man acht Jahre kein Gefühl im Arm hatte, freue man sich auch über Schmerzen. Während der jetzt folgenden Massage verschwanden die Schmerzen im Oberarm und in der Schulter, das Gefühl aber blieb. Sein behandelnder Arzt war sehr erstaunt und konnte die schnelle Veränderung angesichts des langen Krankheitsverlaufs fast nicht glauben.

Nun aber auch einmal eine lustige Geschichte: Eine Frau, die sich von mir massieren ließ, hatte Schmerzen in den Hüften und Knien. Medikamente haben ihr, nach eigenen Ausführungen, nicht geholfen. Sie konnte nur noch sehr langsam gehen und mußte dabei einen Stock benutzen. Ihr Mann, der immer schneller als sie gehen konnte und somit auch immer vor ihr herging, sprach mich nach der siebenten oder achten Massage folgendermaßen an: »Bisher bin ich immer der Schnellere gewesen. Jetzt, wo sie ihren Stock nicht mehr benötigt, ist sie die Schnellere von uns beiden. Könnten sie sie nicht so massieren, daß sie wieder langsamer läuft und mir nicht mehr davonrennt?« Es war natürlich nur ein Scherz, der jedoch erkennen läßt, daß auch Außenstehende Veränderungen wahrnehmen können, die durch die Massage und die damit verbundene bessere Durchblutung ausgelöst werden.

Die Massage der großen Zehen

Die Massage darf nur mit einem leichten gerade eben spürbaren Hautkontakt ausgeführt werden. Sie verlangt eine große Konzentration und die Beobachtung der massierten Person, denn bei dieser Massage kann es zu einem Druckgefühl über den Augenbrauen kommen, das man mit einer leichten Massage des Reflexpunktes des Solarplexus abbauen muß.

Beim Auftreten dieses Druckes sollte in jedem Falle die Massage an der großen Zehe unterbrochen werden, denn dieser Druck kann einen Anfall von Hysterie auslösen. Der Massierte hat dabei das Gefühl, er habe nur noch Gesicht und keinen Schädel mehr. Oberhalb der Augenbrauen ist alles taub und gefühllos, er hat Atemnot und ist sehr blaß. Ein solcher Anfall dauert nur wenige Sekunden, der Massierte hat sich nach kurzer Zeit wieder erholt. Für den Massierenden, der das erlebt, kann die Plötzlichkeit des Anfalls einen Schock auslösen, der ihn über einen längeren Zeitraum belasten kann.

In den großen Zehen hat jedes Organ, jedes Gelenk oder Gewebe seinen bestimmten Reflexbereich ebenso festliegen wie in der Reflexzone des Fußes. Diese Reflexzonen überlappen sich nicht. Es entspricht auch nicht, wie bei den uns bekannten Fußreflexzonen, der rechte Fuß der rechten und der linke Fuß der linken Körperhälfte. Beide Körperhälften reagieren fast gleichmäßig über die rechte wie über die linke große Zehe.

Das bedeutet:
Sind beispielsweise beide Nieren belastet, so reagieren auch beide Nieren, wobei es gleich ist, ob sie von der rechten oder linken großen Zehe anmassiert werden. Ist aber nur ein Organ erkrankt, dann reagiert auch nur dieses eine. Für alle andern Organe wie Herz, Leber, Galle, Milz oder Arme und Beine bedeutet das, sie reagieren immer, ob sie von der linken oder rechten großen Zehe anmassiert werden.

Massage mit Plus- und Minusfinger

Jede Fußreflexzonenmassage bringt Energien im Körper zum Fließen. Wenn man von Energiemassagen spricht, bedeutet das, daß durch die Art der Massage, die sich aus der Fußreflexzonenmassage entwickelt hat, ein stärkerer Energiefluß als bei der normalen Fußreflexzonen-Massage freigesetzt wird.

Dabei spielt die Energie des Massierenden eine wichtige Rolle, denn diese, sowie seine eigene, spürt der Massierte seinen Körper durchziehen.

Dieses Gefühl wird von Mal zu Mal und von Person zu Person unterschiedlich empfunden. Es wird als eine langsamer oder schneller den Körper durchdringende Wärme oder als ein den Körper oder einzelne Glieder durchziehender elektrischer Strom empfunden, der das eine Mal blitzartig, das andere Mal gleichmäßig fließend den Körper durchzieht.

Diese Energien sind elektrischer oder magnetischer Art. Das Naturgesetz bestimmt, daß dort, wo derartige Energien fließen, Plus- und Minuspole vorhanden sind. Für unseren Körper gilt die gleiche Regel. So sind auch unsere Finger nach plus und minus, nach positiv oder negativ einzuordnen.

Ich gehe davon aus, der Daumen sei positiv oder plus, dann wäre der Zeigefinger negativ oder minus zuzuordnen. Der Mittelfinger wäre wiederum positiv oder plus, ebenso wie der kleine Finger. Der Ringfinger dagegen wäre danach, wie der Zeigefinger, ein als negativ oder minus zu bezeichnender Finger.

Bei den Energiemassagen am Fuße sollte man diesen Erkenntnissen stets die notwendige Beachtung schenken, die Wirkung ist dadurch intensiver. Ebenso sollte man bei kreisenden Massagebewegungen die Drehrichtung beachten. Bei männlichen Personen sollte die Drehung rechts herum, bei weiblichen Personen links herum drehend sein. Sie wird so immer wieder als angenehmer und entspannender empfunden, es sei denn, man behandelt einen Linkshänder. Da wird beim Manne die Drehrichtung nach links, die bei der Frau nach rechts herum als die angenehmere empfunden.

Die Massage selbst sollte mit beiden Händen gleichzeitig ausgeführt werden. Das heißt, der rechte Fuß sollte von der Fußinnenseite her mit dem Positiv- oder Plusfinger der rechten Hand und gleichzeitig mit dem Negativ- oder Minusfinger der linken Hand von der Fußaußenseite her massiert werden.

Behandlungsplan

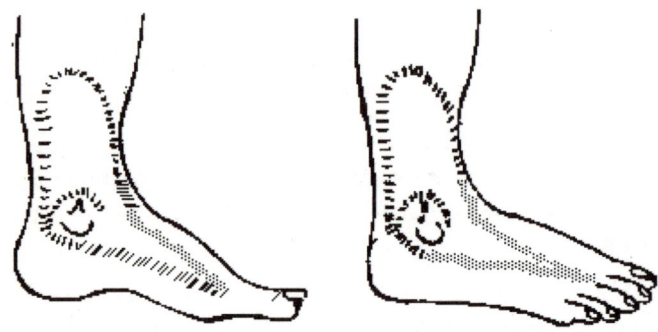

Die Beruhigungszone 5 - 6 mal von den Zehen über den Fußrücken und das Schienbein zum Knie hin die Waden abwärts zur Ferse hin, um das Fußgelenk herum und zu den Zehen hin streicheln.

Anschließend Fußsohle, Reflexe: Nieren, Harnleiter, Blase, Leber und Lunge massieren.

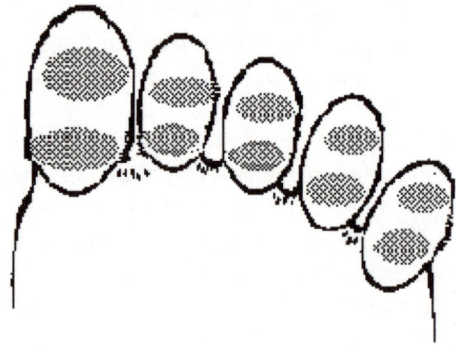

Die Zehenkuppen mit dem Mittelfinger oder dem Daumen 5 - 6 mal kreisend von der großen Zehe zur kleinen Zehe hin massieren.

Die Muskeln unterhalb des ersten Zehengliedes 6 - 7 Sekunden kreisend massieren, von der kleinen Zehe zur großen Zehe hin.

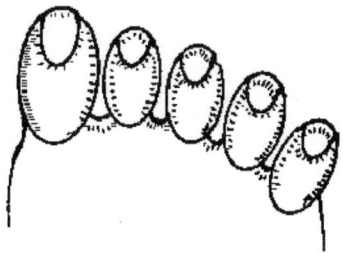

Die Großzehe seitlich außen 5 - 6 mal streichen, danach den Nagel mehr-mals umkreisen, jetzt den Innenzeh 5 - 6 mal streichen. Danach das gleiche an allen Zehen.

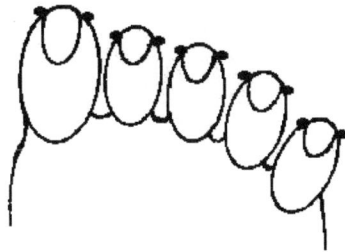

Am Nagelbett der kleinen Zehe beginnend, die Zehe mit dem Mittel- und Zeigefinger ca. 20 Sekunden halten. Das an allen Zehen bis zur großen Zehe hin.

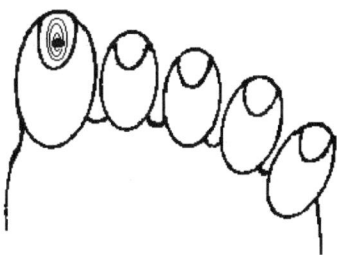

Den Großzehennagel ca. 20 Sekunden kreisend massieren. Die Zehe dabei im Reflexbereich der Hypophyse stützen.

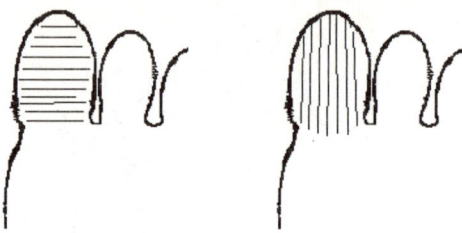

Großzehenbehandlung der Reflexe mit leichtem Hautkontakt nach Plan, erst quer, danach längs. Zwischendurch den Reflexpunkt des Solarplexus mehrmals kurz massieren.

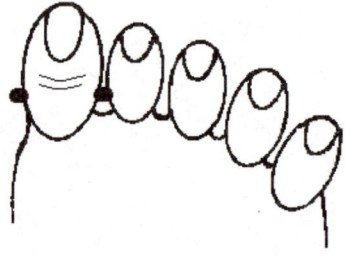

Energiepunkte der Haut am großen Zeh leicht drücken. Mit dem Zeigefinger innen und dem Mittelfinger aussen ca. 1 Minute halten.

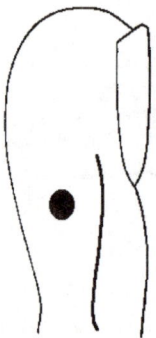

An der Großzehe seitlich die Wirbelsäule massieren, danach die Thymus-drüse 10 - 20 Sekunden.

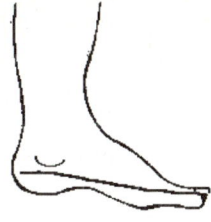

Wirbelsäulenreflexe am Fuß massieren, abschnittsweise Steißbein, Kreuz-
bein, Lendenwirbel, Brustwirbel und Halswirbel, Mittelfinger am Innenfuß,
Zeigefinger am Außenfuß beidseitig und gleichmäßig vom Steißbein zur
Halswirbelsäule zu.

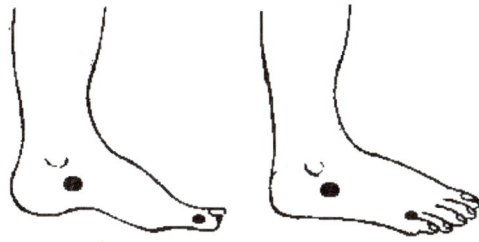

Energiepunkte unter dem Fußknöchel drücken. Den Zeigefinger außen,
den Mittelfinger innen am Fuß, die Daumen sind dabei an Halswirbel und
Schulterreflex. Länger halten, evtl. 3 - 5 Minuten, Reaktionen beobachten.

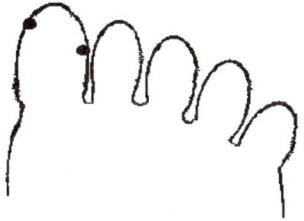

Die große Zehe an der oberen äußeren Nagelkante mit dem Mittelfinger,
innen unterhalb der Nagelmitte in der sich dort zeigenden Mulde länger
leicht drücken, evtl. einige Minuten, je nach Gefühl und Bedarf oder Reaktion.
    Abschluß: Entspannung wie bei der Reflexzonenmassage.

Bei der Massage des linken Fußes ist die Stellung der Hände umgekehrt. Die linke Hand massiert nun den Innenfuß mit dem Positiv- oder Plusfinger und die rechte Hand die Fußaußenseite mit dem Negativ- oder Minusfinger.

Die Reflexzonen auf der Fußsohle werden mit dem Plus- oder Positivfinger massiert, während der Minus- oder Negativfinger auf dem Fußrücken mitgeht.

Die Massage beginnt mit dem Massieren der Beruhigungszonen. Sie befinden sich in den Ausläufern der Fußgelenkknochen, das Schienbein hoch bis unter das Kniegelenk und von der Kniekehle die Wade abwärts bis zur Ferse hin.

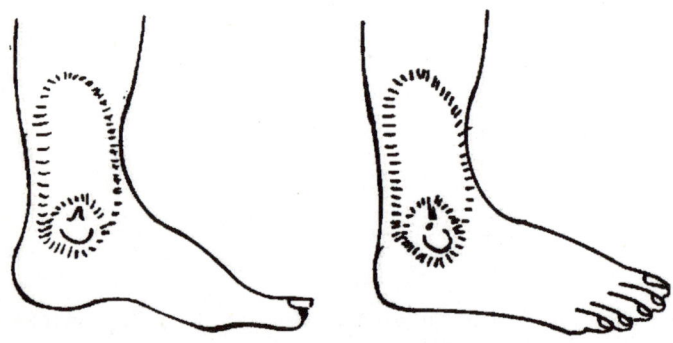

Danach massiert man wie bei der Fußreflexzonenmassage die Bereiche: Nieren, Harnleiter, Blase, Lunge und Bronchien. Am rechten Fuß die Leber und am linken die Milz, also alle Entgiftungsorgane und den Solarplexus.

Entspannungszonen fünf- bis sechsmal, mit Positiv- und Negativfinger gleichzeitig massieren. Beginn an den Zehen, über den Fußrücken, das Schienbein hoch, bis zum Knie, über die Wade abwärts zur Achillessehne,um das Fußgelenk herum und an der Fußinnen- und Außenseite hoch bis zu den Zehenspitzen hin.

Die Zehenkuppen mit dem Mittelfinger fünf bis sechs Sekunden kreisend massieren. An der großen Zehe beginnend zur kleinen Zehe hin.

Die Muskeln des ersten Zehengliedes mit dem Mittelfinger sechs bis sieben Sekunden kreisend massieren. Alle Zehen, an der kleinen Zehe beginnend zur großen Zehe hin.

Den Nagel der großen Zehe fünf- bis sechsmal mit dem Mittelfinger massierend umkreisen. Der Zeigefinger der anderen Hand stützt dabei die Zehe ab. Danach die gleiche Zehe fünf bis sechs mal ab- und aufwärts streichen. Dann massiert man fünf bis sechs Sekunden den Lymphpunkt.

Diesen Vorgang wiederholt man an allen Zehen mit dem Unterschied, daß jetzt das Auf- und Abstreichen rechts und links an den Zehen ausgeführt wird.

Danach, an der kleinen Zehe beginnend, den Mittelfinger zur Innenseite und den Zeigefinger zur Außenseite des Fußes hin an der unteren Nagelkante des Zehennagels ansetzen und etwa zwanzig Sekunden halten.

Dieser Vorgang wird an allen Zehen wiederholt. Der Massierte spürt dabei fast immer ein Kribbeln oder eine aufsteigende Wärme in den Unterschenkeln. Bei der Behandlung der vierten Zehe reagieren die Oberschenkel und der untere Bauchbereich.

Die dritte oder mittlere Zehe reagiert in den Bereich des Magens und des Solarplexus. Die Reaktionen der zweiten Zehe sind in den Bereichen der Brust, der Schulter, des Nackens, der Ober- und Unterarme und in den Händen zu spüren.

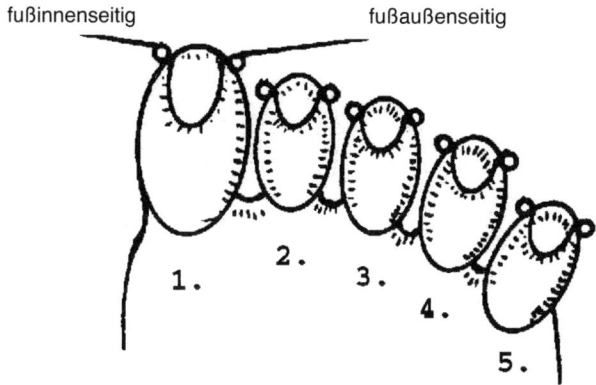

Die Punkte, an der großen Zehe gedrückt, zielen in den Bereich des Kopfes. Besonders häufig wird eine angenehme Wärme im Hinterkopf, dem Kleinhirn, empfunden.

Jetzt die große Zehe mitten im Zehennagel mit dem Zeigefinger abstützen und mit dem Mittelfinger der anderen Hand die Reflexpunkte der großen Zehe massieren. Dabei den Reflexpunkt des Solarplexus immer wieder leicht anmassieren.

Der massierende Finger darf an der großen Zehe nur mit dem leichtesten Hautkontakt arbeiten.

Anschließend seitlich an der großen Zehe den Bereich der Wirbelsäule und den der Thymusdrüse massieren.

Jetzt die Energiepunkte der Haut, an der großen Zehe rechts und links unter dem Zehengelenk, leicht drücken und die Zehe mit Gefühl leicht anheben. Man hält diese beiden Punkte mindestens eine Minute. Dabei sollte der Massierte allmählich eine aufkommende Wärme auf der Haut spüren.

Danach beginnt die Massage der Wirbelsäulenreflexe mit dem Mittelfinger. Der Zeigefinger der anderen Hand geht dabei am Außenfuß auf gleicher Höhe mit. Die Massage wird mit einem leichten Hautkontakt und abschnittsweise durchgeführt. Beginn am Steißbein, Kreuzbein, Lenden- Brust- und Halswirbel. Der Abschluß ist ein mehrmaliges Streichen über den Gesamtbereich der Wirbelsäulenreflexe und den Außenfuß. Danach eine leichte Massage im Reflexzonenbereich des Solarplexus mit dem Daumen. Der Zeigefinger der anderen Hand ruht dabei entgegengesetzt auf dem Fußrücken.

Damit ist diese Massage beendet.

Träume das, was dich belastet
RÜCKFÜHRUNG – oder das Unbewußte wecken

Nach der auf den vorhergehenden Seiten geschilderten Massagetechnik gibt es eine anschließende zusätzliche Massage, mit der man eine noch tiefere Entspannung erreicht, wodurch Erlebnisse, die sich im Unbewußten befinden, in das Bewußtsein zurückgebracht werden können.

Zur Technik der Massage

An der Außenseite der großen Zehe wird, mit leichtem Kontakt, bei der Nagelkante mit dem Mittelfinger der einen Hand massiert. Dabei ruht der Zeigefinger der anderen Hand an der Seite der großen Zehe zur zweiten Zehe hin in der weichen Mulde, die sich in der Höhe der Nagelwurzel befindet. Dieses tut man etwa drei bis fünf Minuten, wobei man mehrmals mit dem Zeigefinger über dem seitlichen Zeh hin zum Lymphpunkt und zurück streicht. Der Abschluß ist wieder das Massieren des Reflexpunktes des Solarplexus.

Unser Bewußtsein wie unser Unbewußtsein ist mitentscheident für die Lebensqualität unseres Körpers sowie die des Geistes und der Seele.

Von diesem Denken ausgehend sollte man die Möglichkeiten einer solchen Behandlung nutzen und ausbauen, Erfahrungen sammeln und auch austauschen.

Alle Erlebnisberichte über diese Art der Massage haben interessante Gemeinsamkeiten. Die von mir Massierten schildern die ersten drei bis vier Behandlungen immer wieder mit fast den gleichen Worten.Während der ersten Massage gehen ihnen alle möglichen Gedanken durch den Kopf, diese sind ungeordnet, chaotisch und unzusammenhängend. Es sind Erinnerungen aus der näheren sowie aus der weiter zurückliegenden Vergangenheit. Oft sind es Gedanken, für die die Massierten keine Erklärung haben. Bei der zweiten Massage wird fast der gleiche Vorgang festgestellt, nur haben die Massierten oft den Eindruck, die Gedanken seien etwas weniger und klarer, aber ebenso chaotisch wie bei der ersten Behandlung. Nach der dritten Behandlung dieser Art berichten die Massierten, es sei eine gewisse Ordnung in den Ablauf der Gedanken gekommen, es sei manches an Gedanken und Erinnerungen der ersten und zweiten Massage nicht mehr in Erscheinung getreten. Sie sprechen von bunten Farben, Ringen, Kreisen oder Punkten, die sie sehen. Vereinzelt erscheinen ihnen Bilder, die sie deuten oder nicht deuten können. Es sind Bilder, die sie an die frühe Kindheit erinnern, sogar solche, die als in die Geburtsphase gehörend zu deuten sind.

Sie zeigten den Behandelten Probleme, die im Unterbewußtsein blockiert waren und sie vielleicht ihr Leben lang belastet haben.

Bei den nachfolgenden Massagen kamen immer wieder klare Bilder, an die sie keine oder nur schwache Erinnerungen hatten, die aber belastend waren. Nachdem diese Leute mit mir oder mit an ihren Problemen beteiligten Personen sprechen konnten, ging es ihnen gesundheitlich stets etwas besser.

Ich kann mir diese Vorgänge und Abläufe nur so erklären, daß die Art der Massage alles Belastende und nicht Verarbeitete aus dem Unterbewußtsein hervorholt, um es zu ordnen, weniger Belastendes aussortiert und abbaut, um danach das wirklich Problematische der Person in das Bewußtsein zu bringen, um es verarbeiten zu können und damit auf Dauer abzubauen.

Erfahrungen der Rückführungen

Verschiedene Menschen, die ich mit dieser Massage behandelte, erzählten mir ihre Traumerlebnisse, die sie während der Massage wie eine Art der Rückführung in Vergangenes erlebten. Es waren Bilder, die ihnen aus ihrem Unbewußten in ihr Gedächtnis kamen. Geschehnisse, die ihnen nicht mehr im Gedächtnis sein konnten, da diese aus der Kleinkindzeit und der Zeit der Geburt stammten.

1. Beispiel: Eine Frau erzählte mir : »Ich habe heute im Schlaf während der Massage meine Geburt erlebt. Es war kein schönes Gefühl. Ich befand mich in einem dunklen warmen Bereich, an dessen Ende es hell war. Es war mir sogar bewußt, daß ich dort hindurch sollte, und ich höre mich jetzt noch schreien: Nein, ich will nicht! Es war etwas Furchtbares für mich. Sie sprach über diesen Traum mit ihrer Mutter, die ihr von einem sehr langen Zeitraum erzählte, den sie für ihre Geburt benötigt hatte, so daß der Arzt schon einen Kaiserschnitt in Erwägung zog.«

2. Beispiel: Ein anderes Traumerlebnis einer Geburt, in Fortsetzungen über mehrere Wochen geträumt, in deren Folge sich dann Andeutungen zu den momentanen Schwierigkeiten und Problemen zeigten, war für mich etwas Einmaliges.

Eine Frau erzählte mir folgendes: »Bei den ersten Behandlungen waren meine Gedanken total chaotisch. Während der vierten Behandlung schlief ich ein und sah mich in einer Höhle sitzen. Sie war warm und dunkel, ich fühlte mich wohl, und im Höhleneingang sah ich ein tanzendes blondes Mädchen. Es versuchte, mich mit Winken aus dem mir vertrauten Bereich herauszulocken, aber ich wollte nicht. Bei der nächsten Massage sah ich mich nach dem Einschlafen wieder in der Höhle. Es war ebenso wie beim erstenmal. Doch diesmal ging ich zu dem Höhleneingang und auch hinaus. Das Mädchen war wiederum ein ganzes Stück von mir entfernt an einem See und lockte mich winkend. Als ich näher kam, befand es sich in einem Boot mitten auf dem See, der von hohen Bergen umsäumt war, die mir Angst machten. Dann erwachte ich wieder.«

In dem nun folgenden dritten Traum ging ich näher an den See und war dann, ich weiß nicht wie, selbst in einem Boot, welches so klein war, daß um mich direkt das Wasser war. Das Boot umhüllte mich wie eine Nußschale. Die Berge um den See waren dunkel, steil und bedrohlich. Ich hatte Angst, und von dem Mädchen sah ich jetzt nichts mehr. Aber auf dem Grunde des Sees sah ich einen Glanz oder ein Leuchten, welches mich neugierig machte. Doch dann erwachte ich wieder.«

Als die Frau zu der nachfolgenden Massage zu mir kam, erzählte sie mir diese Bilder, die ich ihr als ihre Geburt deutete. Dann massierte ich sie wieder und sie erzählte mir danach:

»Ich verließ im Traum das Boot und schwamm in dem See und auf das Leuchtende und Glänzende zu. Dabei tauchte ich bis auf den Grund des Sees und fand dort etwas, was mir sehr wertvoll erschien. Es war wie eine Truhe, vor der Vasen lagen. Ich nahm eine der Vasen in die Hand, sie war sehr verkrustet, aber darunter glänzte sie. Dann tauchte ich auf und hatte den Eindruck, die Berge waren nicht mehr so hoch, so dunkel und so bedrohlich. Es schien nun, als sei der See größer und die Berge kleiner geworden.«

Nach einer Woche kam die Frau zu einem Psychiater, der ihre Träume ebenfalls als ihre Geburt deutete und den letzten als einen besonders interessanten Traum darstellte, in dem ihr Unterbewußtsein sie auf eine Fähigkeit oder ein Wissen hinweisen wollte, das noch in ihr stecke und darauf warte, von ihr selbst entdeckt und realisiert zu werden

3. Beispiel: Es ist die Rückführung einer vierzig Jahre alten Frau, die mit sich täglich wiederholenden Schuldgefühlen belastet ist, die alles Negative, das sie erlebte, auf ihr Tun oder Nichttun bezog. Ganz gleich, ob es ihren Mann, ihre Kinder oder gar ihren Nachbarn betraf, sie fühlte sich stets schuldig oder mitschuldig, bis zu dem Tag, an dem sie während der Massage eine Rückführung in die eigene Kindheit erlebte, die sich wie nachfolgend geschildert gestaltete:

Bei der Massage war sie fest eingeschlafen. Plötzlich zuckte sie so stark zusammen, daß der Behandlungsstuhl sich bewegte. Sie öffnete die Augen, faßte sich an den Kopf, weinte ganz kurz und schlief sofort wieder ein. Nach der Massage sagte sie: »Ich habe etwas Schreckliches geträumt, was haben sie mit mir gemacht?« Ich fragte nach dem Erlebten, aber sie wollte nicht darüber sprechen, also ließ ich sie in Ruhe. Während dieser Zeit faßte sie sich auffallend oft über dem rechten Auge an die Stirn. Dann erzählte sie mir aber unerwartet und ohne jede Aufforderung das, was sie geträumt hatte :

»Ich habe mich als Kleinkind, auf dem Tisch sitzend, im Wohnzimmer meiner Eltern gesehen. Da ich noch nicht alleine sitzen konnte, hielt mich meine Mutter rechts und links mit den Händen fest. Mit Tränen in den Augen schaute sie mich an und sagte zu mir: ›Du bist schuld daran, daß ich deinen Vater heiraten mußte, warum mußtest du nur kommen?‹ Sie ließ mich los und wischte sich mit ihrer Schürze über die Augen. Ich verlor dabei das Gleichgewicht und stürzte vom Tisch, mit dem Kopf auf die Armlehne des Sessels, auf dem sie saß, dabei zog ich mir eine Verletzung an der Augenbraue zu, die mich jetzt nach diesem Traum sehr stark schmerzt.«

Dann zeigte sie mir die dadurch entstandene Narbe, die sich sehr fein durch die Augenbraue in ihrer ganzen Länge hinzog. Ich fragte sie, ob ihre Mutter noch lebe, was sie bejahte, und bat sie, mit ihr über das Erlebte zu reden, was sie auch tat.

Nach einer Woche kam sie als eine völlig veränderte Frau zur Massage und erzählte: »Ich habe mit meiner Mutter über den Traum gesprochen. Sie war sehr überrascht über das, was ich ihr berichtete, denn sie hatte über den Grund und den Hergang des Unfalles mit niemandem geredet. Sie habe lediglich gesagt, das Kind sei gefallen, und sonst nichts. Sie wollte es nicht glauben, daß ich diese Szene geträumt habe, bestätigte mir aber, daß es sich so abgespielt hatte, wie ich es im Traum erlebte. Nach dem Gespräch haben wir zuerst geweint, beide, dann zusammen Kaffee getrunken, noch einmal über alles gesprochen, und seitdem geht es mir wirklich gut, ja, sogar täglich besser.«

Schmerzen im Zehenbereich und ihre Deutung

Im Zehenbereich zeigte sich mir aber auch noch eine weitere Besonderheit, die man beachten sollte.

Über mehrere Jahre hin kamen immer wieder Leute zu mir, die über Schmerzen im Fuß bzw. im Zehenbereich klagten. Bei ihnen stellte ich verschiedentlich fest, daß der tatsächliche Schmerz immer nur in einem winzigen Punkt im Zehenbereich vorhanden war und daß er sich von dort über den Fuß ausdehnte. Dieser Schmerzpunkt gehört fast immer zu einem bestimmbaren Organ, Gelenk oder sonstigem Gewebe und der dazu gehörenden Reflexzone. Wenn nun in diesem Reflexbereich am Fuße, nicht im Bereich der Zehen, die Durchblutung angeregt wird, geht auch der Schmerz im Zehenbereich zurück. Bei Wärmeauflagen am Körper, im Bereich der Galle, der Leber, des Magens und der Nieren, verschwanden auch immer wieder die Schmerzen im Fuß. Selbst bei Schmerzen im Reflexbereich der Ohren an der großen Zehe gingen diese durch die Wärmeauflage direkt auf dem Ohr zurück.

Durch diese Erkenntnis angeregt, versuchte ich bei Schmerzen im Fuß den tatsächlichen Schmerzpunkt zu finden. Wenn das der Fall war, dann fand ich sie im Bereich der Zehen. Dies ist dann der Anfang oder das Ende einer Energiebahn, eines Meridians, in dem die Akupunkturpunkte liegen, die einem bestimmbaren Organ zuzuordnen sind, welches man dann über die Reflexzone oder auch direkt über den Schmerzpunkt an der Zehe anmassieren kann.

Man kann aber auch dabei keine Diagnose erstellen, sondern, wie immer bei der Fußreflexzonenmassage, nur die Durchblutung anregen. Da Schmerzen auch immer ein Zeichen für einen mangelnden Energiefluß im Körper sein können, zeigen die Schmerzpunkte im Zehenbereich die Stellen des Körpers an, die mit Energie, aus für uns unbekannten Gründen, unter- oder auch überversorgt und dadurch schlecht durchblutet sind.

Als ein dafür besonders deutliches Beispiel möchte ich die Beschwerden einer älteren Frau aufzeigen, die wegen starker Schmerzen in beiden Füßen über zwei Jahre in ärztlicher Behandlung war. Es war ihr nach dieser Zeit kaum mehr möglich, alleine zu gehen. Eine ihrer Nachbarinnen brachte sie zu mir. Nachdem ich ihre Zehen abgetastet hatte, wußte ich, daß sich der Schmerzpunkt an der vierten Zehe zum Außenfuß hin befindet und der Galle zuzuordnen ist. Ich machte eine normale Fußreflexzonenmassage, bei der ich die mir bekannten Reflexe der Leber und der Galle intensiver anmassierte. Nach etwa einer Stunde konnte die Frau fast schmerzlos gehen. Mit dem Rat, wenn ihr Fuß schmerze, solle sie im Leber- und Gallenbereich eine warme Auflage machen, ging sie. Beim nächsten Besuch, nach einer Woche, erzählte sie mir: »Immer wenn mir der Fuß weh tut, lege ich das Heizkissen in die Seite, und der Schmerz im Fuß geht zurück, und ich kann wieder gut laufen.« Ich habe ihr geraten, sich darüber mit ihrem Hausarzt zu unterhalten, um sich entsprechend untersuchen zu lassen.

Eine anders gelagerte, aber ebenso interessante Sache war folgende: Eine Frau rief mich an. Sie sagte mir, daß sie vor einem Jahr zur Massage bei mir gewesen sei. Zur Zeit wäre sie noch in ärztlicher Behandlung wegen starker Schmerzen im Unterleib. Der Arzt habe bei ihr eine Entzündung in der Gebärmutter festgestellt, die mit Medikamenten behandelt wird und jetzt im Abklingen sei. Gleichzeitig mit der Entzündung habe sie auch stärkere Schmerzen im Fuß, speziell im Zehenbereich gespürt, die jetzt ebenfalls im Zurückgehen seien. Sie fragte mich, ob es ein Zusammenhang zwischen diesen Schmerzen geben könnte. Darauf ließ ich mir die Stelle beschreiben, an der sie den Schmerz fühlte. Es waren zwei, eine im Bereich der Ferse und die andere an der großen Zehe. Es waren die Reflexe des Unterleibs, der Gebärmutter. Ich sagte ihr, daß diese Schmerzen bestimmt zusammenhingen, und sie solle mir mitteilen, was sich verändere, wenn die Beschwerden im Unterleib zurückgegangen sind. Nach einiger Zeit, als sie keine Schmerzen mehr im Unterleib hatte, rief sie mich an und teilte mir mit, daß mit dem Abklingen dieser Beschwerden auch die Schmerzen, die sie im Fuß verspürte, verschwunden sind.

Das hier angeführte Beispiel zeigt ebenfalls das Zusammenspiel der Organe über die Energiebahnen zu den organfernen Reflexpunkten mit dem Schmerz als »Hilferuf«, den wir leider nur in den wenigsten Fällen als solchen verstehen.

Die Anregung des Energie-Kreislaufes

Rechts und links am Fuße, unterhalb des Fußgelenkes, ebenso unter dem ersten Zehengelenk der großen Zehe rechts und links befindet sich je ein Reflexpunkt, der überraschende Reaktionen im Körper auslöst, wenn man ihn gleichmäßig drückt.

Die Reflexpunkte unterhalb des Zehengelenkes wirken sich auf die Haut unseres Körpers aus. Der Behandelte fühlt, wie sie sich langsam erwärmt, die Durchblutung in ihr wird angeregt. Dieses ist hilfreich besonders bei Milchschorf und Ausschlägen. Auch bei Neurodermitis, selbst bei Schnupfen sind sie eine Hilfe für die Nasenschleimhaut, denn die Schwellung geht zurück und man bekommt wieder leichter Luft durch die Nase.

Die Reflexpunkte unterhalb des Fußgelenkes lösen Reaktionen im Körper aus. Fast immer beginnen diese in den Oberschenkeln als Wärme oder Kribbeln. Danach kommen erst die eigentlichen Reaktionen an den Körperstellen oder Organen, die sich immer wieder durch Druck, Stiche oder sonstige Schmerzen bemerkbar machen. Es reagiert dabei aber stets nur eine Belastung.

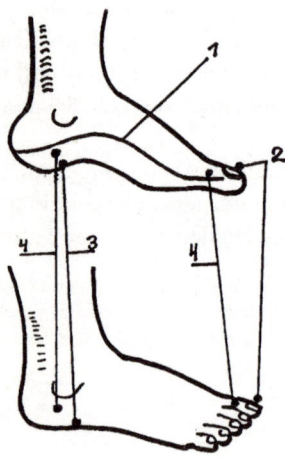

Punkt	Bezeichnung
1	Reflex-Wirbelsäule
2	Beruhigungspunkt
3	Reflex-Ischias
4	Massagepunkt-Energiekreislauf

Ein derartiger Behandlungsablauf könnte beispielsweise so vor sich gehen: Wärmegefühl in beiden Oberschenkeln, danach ein Schmerz in der Schulter rechts, der Schmerz läßt nach, es kommt eine merkliche Wärme im

Magen auf, die Wärme geht zurück, und die Person spürt in der Hüfte anhaltende Stiche, danach einen leichten Schmerz in der Herzgegend, anschließend in der Galle, dem Knie oder an einer anderen Stelle.

Sind diese Reaktionen beendet, beginnt sich im Bauchraum eine angenehme Wärme auszubreiten. Diese zieht sich fast immer zusammen und zieht spürbar kreisend im Leib zum Steißbein hin. Die Massierten schildern dieses Gefühl immer wieder als Wärmeball, der den Leib durchkreist. Vom Steißbein aus bewegt sich die Wärme, für den Massierten spürbar, die Wirbelsäule hinauf. Bei Wirbel- oder Bandscheibenverschiebungen oder bestimmten Blockaden, durch die Nerven betroffen sind, bleibt die Wärme stehen,sie wird konzentrierter, um nach kurzer Zeit blitzartig in den nächsten Wirbel zu schießen, was eine Kraft mit sich bringen kann, die den Behandelten zusammenzucken läßt. Das kann sich, je nach Anzahl der Blockaden im Bereich der Wirbelsäule, mehrmals und verschieden stark bis hin zum Atlas wiederholen. Dann dringt die Energie angenehm wärmend in das Hirn, um nach kurzer Zeit über die Stirne, Nase, Mund, Kehlkopf und Brustbein zum Leib hin zu ziehen, wo sie sich im Steißbein wiederum sammelt und von dort den geschilderten Energiekreislauf wiederholt.

Der zweite Durchgang der über diese Punkte angeregten Energie ist jetzt wesentlich kürzer als der erste. Die Blockaden sollten jetzt schon schwächer oder sogar nicht mehr fühlbar sein.

Man kann diesen Kreislauf mehrfach wiederholen. Er wird dabei zeitlich immer kürzer und als sehr wohltuend empfunden. Reaktionen auf eine solche Behandlung stellen sich immer im Zeitraum der ersten drei Tage danach ein. Sie sind, wie bei allen Fußreflexzonenmassagen, nicht vorhersagbar. Meist sind es stärkere Schmerzen und Beschwerden dort, wo man sie schon immer spürte. Bei nervlicher Belastung stellt sich vermehrte Nervosität und Gereiztheit oder Lustlosigkeit, Abgespanntheit und Schlaflosigkeit ein. Mit dem Abklingen der Reaktionen zeigt sich fast immer eine Verbesserung des Allgemeinzustandes. Es kann auch sein, daß Beschwerden nicht mehr vorhanden sind. Der Behandelte fühlt sich wohler und ist mit seinem Allgemeinzustand zufriedener.

Beispiel einer Energieanregung

Eine Frau, etwa dreißig Jahre alt, kommt zu mir. Sie geht an zwei Krücken und erzält mir :

»Vor einem Jahr hatte ich einen Auffahrunfall mit meinem Auto. Bis ich nach dem Unfall nach Hause kam, ging es mir gut. Ich parkte vor unserem Hause, doch während des Aussteigens verlor ich den Halt und stürzte auf die Straße. Bei dem Versuch aufzustehen, bemerkte ich, ich hatte keine Kraft mehr in meinem rechten Bein. Mein Mann brachte mich zum Arzt, der mich untersuchte und in das Krankenhaus einwies, wo ich vierzehn Tage untersucht und beobachtet wurde. Die Ärzte konnten den Grund meiner Kraftlosigkeit im Bein selbst mit röntgenologischen Untersuchungen nicht diagnostizieren. Sie überwiesen mich in die Uni-Klinik nach Mainz, von wo man mich ohne die Möglichkeit einer Diagnosestellung nach zehn Tagen zurück nach Kreuznach brachte. Nach einem weiteren Krankenhausaufenthalt von einer Woche entließ man mich, an Krücken gehend, und erklärte mir: ›Wir haben Ihre Wirbelsäule untersucht. Die Ursache für ihre Kraftlosigkeit im Bein haben wir nicht gefunden. Bleiben Sie aber weiterhin bei ihrem Hausarzt zur Beobachtung und Behandlung.‹

Ich bin noch gute drei Monate mit diesen Krücken gelaufen. Dann wurde es langsam besser, und eine kurze Zeit später benötigte ich sie nicht mehr. Jetzt, nach einem Jahr, ist mir fast der gleiche Unfall noch einmal passiert. Ein anderes Auto fuhr auf meines auf, und der anschließende Ablauf war der gleiche wie vor einem Jahr. Ich kam nach Hause und stürzte beim Aussteigen auf die Straße; der Halt im Knie war wiederum nicht mehr vorhanden. Nach verschiedenen Untersuchungen im Krankenhaus entließ man mich nach einer Woche mit der Bemerkung: Es ist wie vor einem Jahr. Wir können die Ursache für diese Kraftlosigkeit im Bein nicht feststellen. Sie sollten sich gedulden und sich von ihrem Hausarzt behandeln lassen.«

Nach diesem Gespräch begann ich die Frau zu massieren. Es war eine leichte und rasche Massage über den ganzen Fuß. Zum Abschluß nahm ich mir den Reflexbereich der Wirbelsäule vor, in dem ich fünf Verknotungen feststellte. Zwei im Bereich der Lendenwirbel, zwei im Bereich der Brustwirbel und einen im Halswirbelbereich. Jetzt setzte ich am Innen- und Außenfuß unter dem Fußgelenk die Finger der rechten und linken Hand auf die Reflexpunkte, die den körpereigenen Energiekreislauf anregen. Nach einer kurzen Zeit spürte die Frau, die von dort angeregte Energie als

Wärme in den Oberschenkeln, die sich bald in den Leib zog, wo sie sich spürbar kreisend zum Steißbein hin bewegte, um in es einzudringen. Von da zog die Wärme durch das Kreuzbein in den fünften Lendenwirbel. Dort staute sie sich. Die Frau sagte: »Es wird richtig heiß an dieser Stelle.« Plötzlich zuckte sie so heftig zusammen, daß sie aufrecht in dem Behandlungsstuhl saß.

Beide waren wir darüber sehr überrascht und fragten fast gleichzeitig: »Was war das?« Da sie sich wohlfühlte und die Wärme für sie spürbar weiterzog, fuhr ich mit dem Massieren fort. Vor dem ersten Lendenwirbel staute und steigerte sich erneut die Wärme. Die Frau sprach wieder von einer staken Hitze, die das Gefühl eines Druckes in diesem Wirbel auslöse, und dann geschah das, was wir bei der Massage des vierten Lendenwirbels schon einmal erlebt hatten. Sie zuckte zusammen und saß aufrecht im Behandlungsstuhl, fühlte sich jedoch wohl und sagte: »Wir machen weiter!« Die bis hierher geschilderten Vorgänge erlebten wir insgesamt fünfmal und jeweils in den Wirbelbereichen, in denen ich im Reflexbereich am Fuße die Verknotung ertastet hatte. Als die Frau danach aus dem Behandlungsstuhl aufstand, konnte sie, mit kleinen Schritten und »ohne Krücken« durch das Zimmer gehen.

Nach einer Woche, in der sie zwei weitere Behandlungen dieser Art von mir bekommen hatte, konnte sie auch auf der Straße ohne Krücken fast normal gehen. Dann schickte ich sie zu einem Arzt und Chiropraktiker. Nach dessen Behandlungen (zwei) waren ihre diesbezüglichen letzten Beschwerden verschwunden.

Zu der Genauigkeit der Bestimmung
der einzelnen Wirbel in der Reflexzone am Fuße

Es ist sehr oft möglich, die Wirbel in der Reflexzone am Fuße mit großer Genauigkeit zu ertasten und zu bestimmen. Ich habe immer wieder Menschen, bei denen starke Veränderungen im Reflexbereich der Wirbelsäule ertastbar waren, zu dem gleichen Arzt und Chiropraktiker verwiesen. Als ich mit diesem Arzt in ein Gespräch kommen konnte, sagte er zu mir, es sei für ihn » unbegreiflich « ,wie ich vom Fuße aus, bei fast jedem dieser Menschen, die geschädigten Wirbel mit so großer Genauigkeit bestimmen könne. Zu seiner Verwunderung seien meine Angaben immer richtig. Diese Bemerkung des Arztes war für mich von großer Wichtigkeit, weil er damit meine Erkenntnisse bestätigte.

Massieren in den Bereichen der Chakren

Diese Fußmassage ist eine Energieanregung über die Wirbelsäulenbereiche der Chakren und der ihnen zugeordneten Arbeitsorgane. Die zu diesen Arbeitsorganen gehörenden Nerven treten an uns bekannten Stellen aus der Wirbelsäule heraus. Sie sind in ihrem Reflexbereich ertastbar und geben sich teilweise durch Verdickungen zu erkennen.

Die Massage beginnt wie immer im Bereich der Nieren, des Harnleiters und der Blase. Danach massiert man etwa dreißig Sekunden mit einem leichten Druck den Bereich des Steißbeins. Es ist dies der Reflexbereich des ersten der sieben Hauptchakren, des Muladhar-Chakras, mit dem Sitz der Kundalini, der Lebensenergie.

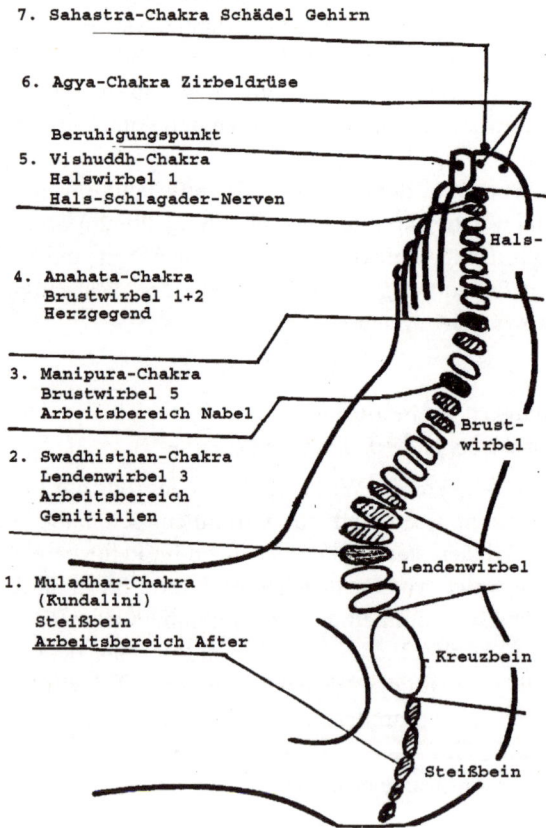

7. Sahastra-Chakra Schädel Gehirn

6. Agya-Chakra Zirbeldrüse

Beruhigungspunkt
5. Vishuddh-Chakra
   Halswirbel 1
   Hals-Schlagader-Nerven

Hals-

4. Anahata-Chakra
   Brustwirbel 1+2
   Herzgegend

3. Manipura-Chakra
   Brustwirbel 5
   Arbeitsbereich Nabel

Brust-
wirbel

2. Swadhisthan-Chakra
   Lendenwirbel 3
   Arbeitsbereich
   Genitialien

Lendenwirbel

1. Muladhar-Chakra
   (Kundalini)
   Steißbein
   Arbeitsbereich After

Kreuzbein

Steißbein

Nun bewegt man den Finger fünf- bis siebenmal leicht streichelnd über den Reflexbereich des Unterleibes zur Fußmitte hin. Dabei berührt man auch den Arbeitsbereich dieses Chakras, den Reflexbereich des Afters. Dann streicht der Finger, wiederum fünf- bis siebenmal, über den Steiß- und Kreuzbeinbereich bis zum ersten und zweiten Lendenwirbelreflex. Diese sollten ebenfalls etwa dreißig Sekunden mit leichtem Druck massiert werden. Anschließend streicht der Finger wiederum fünf- bis siebenmal über den Verdauungsbereich, wobei er den Arbeitsbereich des Swadhistan-Chakras, den Reflexbereich der Genitalien, berührt.

Sodann massiert der Finger, drei- bis fünfmal, leicht über den Lenden-wirbel- und Kreuzbeinbereich zurück zum Steißbeinbereich, führt dort eine leichte Massagebewegung aus, um danach drei- bis fünfmal zum fünften und sechsten Brustwirbel hin zu massieren. Nach einer Massage von wie-derum etwa dreißig Sekunden massiert der Finger fünf- bis siebenmal in den Reflexbereich des Solarplexus. Dabei massiert man den Arbeitsbereich des dritten Chakra mit. Es ist das Manipura-Chakra, und der Reflexbereich ist der des Nabels.

Danach geht es wieder, wie zuvor, zurück zum Steißbeinreflex. Man führt dort wieder eine leichte Massage aus, geht jetzt mit dem Finger die Wirbelreflexe hoch bis zum ersten und zweiten Brustwirbel hin. Nach einer Massagezeit von etwa dreißig Sekunden massiert der Finger wie-derum fünf- bis siebenmal in den Reflexbereich des Herzens und zurück zum Brustwirbelbereich und in den Bereich des Steißbeins.

Der jetzt massierte Bereich ist der des vierten Chakras, das Anahata-Chakra, dessen Arbeitsbereich das Herz ist. Das nun folgende fünfte ist das Vishudd-Chakra. Sein Arbeitsbereich ist der Kehlkopf und die Halsschlag-ader. Dazu massiert man den Wirbelsäulenbereich bis zu den Halswirbeln, massiert dort etwa dreißig Sekunden und danach fünf- bis siebenmal unter dem ersten Zehenglied der großen Zehe zur Innenseite hin.

Jetzt massiert man wiederum zurück zum Steißbeinbereich, massiert dort etwa dreißig Sekunden, fährt dann mit dem Finger drei- bis fünfmal den gesamten Wirbelsäulenreflexbereich entlang zur äußeren Nagelecke an der großen Zehe. Hier erfolgt eine kurze Massage, wie immer dreißig Sekunden, danach kreist der Finger drei bis fünf mal um die Zehenkuppe, um anschließend auf der Spitze der großen Zehe eine Massage von unge-fähr dreißig Sekunden auszuführen.

Nun erfolgt noch einmal ein drei- bis fünfmaliges Ab- und Aufstreichen des gesamten Wirbelsäulenreflexes bis auf die Zehenspitze der großen Zehe.

Der Abschluß sollte eine kurze Massage im vorderen Drittel des Zehennagels der großen Zehe sein, wobei wir die Zehe im Bereich der Hypophyse mit dem Zeigefinger der anderen Hand abstützen. Damit können wir noch einmal eine sehr tiefgehende Entspannung erreichen, die kurzzeitig bis zu einem Tiefschlaf führen und das Gefühl des Schwebens auslösen kann.

Eine leichte Massage im Reflexbereich des Solarplexus sollte diese Behandlung abschließen.

Erfahrungen mit dem Massieren in den Bereichen der Chakren

Eine ältere Frau, die nervenkrank und körperlich sehr geschwächt war und über Monate hinweg immer wieder im Bett liegen mußte, behandelte ich mit der soeben geschilderten Massage über die Chakrabereiche. Nach der ersten Behandlung spürte sie eine leichte Wärme sowie ein leichtes Kribbeln auf der Haut, das wenige Stunden nach der Massage an den Beinen begann. Dieses Gefühl breitete sich über den ganzen Körper aus, was sie als sehr angenehm und wohltuhend empfand. Der Verlauf der zweiten Massage war der gleiche wie der der ersten. Am nächsten und übernächsten Tag fühlte sie sich etwas wohler, danach war ihr Zustand wieder genau so wie vor der Massage. Bei der dritten Behandlung massierte ich sie im Bereich des Steißbeins sehr intensiv. Ich versuchte den Reflex des Muladhar-Chakra zu beeinflussen, um damit die Kundalini, die Lebenskraft, zu wecken.

Folgende Beobachtungen, die sie und ihr Mann mir einige Tage später erzählten, war zu der Zeit für mich etwas Unbegreifliches. Die Frau fühlte sich nach der Behandlung wieder so wie nach den ersten zwei Massagen. Nach zwei Tagen spürte sie gegen Abend, sie lag in ihrem Bett, wie sich eine leichte Wärme in ihrem Leib bildete, die sich in ihm ausbreitete und dann in ihm zu kreisen begann. Nach einer kurzen Zeit zog sich diese Wärme zum Steißbein hin, wo sie sich zu einer großen Hitze entwickelte. Dann hatte die Frau das Gefühl, als bohre und drehe sich etwas im Steißbein, was mit der Hitze zusammen sehr schmerzhaft war. Nach kurzer Zeit ebbte der Schmerz ab, nur die Hitze blieb, um nach einer kurzen Zeit wieder, aber weniger stark, durch das Steißbein zum Kreuzbein zu ziehen. Dort wiederholte sich der Vorgang. Der sich drehende und bohrende Schmerz und die Hitze wurden wieder so stark, daß sie laut aufstöhnte. Dann zogen sich Hitze und Schmerzen wieder zum Steißbein zurück und wurden dabei erträglicher, um nach kurzer Zeit wieder stärker werdend durch das Steißbein und Kreuzbein hoch zum fünften Lendenwirbel zu ziehen. Dort wurde der Schmerz und die Hitze noch stärker als vorher. Sie beschrieb ihre Empfindungen so: »Es war ein Gefühl, als würde sich ein Wurm durch meine Knochen hindurchbohren.« Nach einiger Zeit ging auch dort die Hitze und der Schmerz zurück, um über das Kreuzbein zum Steißbein zu ziehen und dann abzuklingen. Sie sagte: »Es war, als würde sich der Schmerz dort erholen, um mit neuer Kraft weitermachen zu können.« Er wurde dann auch wieder stärker im Steißbeinbereich, um über das Kreuzbein und den fünften Lendenwirbel zum vierten zu ziehen. Dort wiederholte sich der schon beschriebene Vorgang. Nach dessen Abklingen gingen Hitze und Schmerzen wieder zurück und zogen sich wiederum zum Steißbein hin. Vom Steißbein aus wiederholten sich die eben beschriebenen Abläufe mit Hitze und bohrenden Schmerzen von Wirbel zu Wirbel, bis hin zum ersten Halswirbel, um dann mit einer angenehmen Wärme in das Gehirn einzudringen. Dieser Zustand dauerte von etwa acht Uhr abends bis gegen zwei Uhr in der Nacht. Die Frau schlief danach tief und fest. Diese Tätigkeit des Körpers hatte mit dem Eindringen der Wärme in den Kopf ihren Abschluß gefunden. Über sechs Stunden dauerten diese Vorgänge, und während der ganzen Zeit hatte sie das Gefühl in der Wirbelsäule, als würde sie dort verbrennen. Sie und ihr Ehemann hatten in dieser Nacht bis dahin kein Auge zu getan und konnten sich in dieser Zeit nicht des Eindruckes erwehren, den Geruch von verbranntem Fett zu riechen. Sie sagten beide, man konnte ihn leicht mit dem aus einer zu heißen Pfanne vergleichen. Dieser Geruch sei so stark gewesen, daß man ihn nicht nur im Schlafzimmer, sondern auch im Treppenhaus riechen konnte.

Zudem erzählte sie mir, sie habe während der ganzen Zeit große, sich um sich selbst drehende, verschiedenfarbige Punkte vor und über sich gesehen. Angst habe sie in der gesamten Zeit vor den an- und abschwellenden bohrenden Schmerzen und der Hitze in der Wirbelsäule nicht gehabt. Sie habe sogar fest daran geglaubt, daß sie, wenn sie das durchsteht, wieder gesund werde. Dieser Gedanke habe sie auch davon abgehalten, ihren Arzt zu rufen. Als sie nach dieser Nacht aufwachte, hatte sie zum ersten Mal nach langer Zeit ein Hungergefühl. Sie erholte sich sehr rasch, machte schon bald kleinere Spaziergänge mit ihrem Mann und nahm an Körpergewicht wieder zu. Nach dieser Nacht nahm sie keine Medikamente mehr. Ich bat sie, darüber mit ihrem Arzt zu reden, was sie dann auch tat. Für ihn war das Geschehene unbegreiflich, zumal sie jetzt ohne die Einnahme von Medikamenten auf dem Wege der Besserung war.

Ich habe diese Frau noch mehrere Jahre massiert, am Anfang wöchentlich, später alle vierzehn Tage, dann im Abstand von drei und vier Wochen. Die Fußreflexzonenmassage hatte ihr Ziel erreicht. Sie hatte die Frau wieder zu einem gesunden und frohen Menschen gemacht.

Nachsatz

Um eine solche Reaktion auszulösen, bedarf es nicht nur der auf diesen Seiten geschilderten Energieanregung über die Bereiche der Chakren. Man sollte dazu wissen,wie das Muladhar-Chakra vom Fuße aus anzuregen ist. Dieses sollte man aber nur als den letzten Ausweg bei einem schwerkranken Menschen ansehen. Es ist eine Massage, mit der man nicht leichtfertig umgehen sollte. In meiner sechzehn Jahre dauernden Ausübung der Fußreflexzonen-Massage habe ich sie erst dreimal zur Anwendung gebracht.

Die Auswirkungen und die Kraft der Massage wurden mir jedes mal von der behandelten Person in ihrer intensiven Wirkung nachhaltig geschildert. Ebenso beschrieb man mir die Nachwirkung der Massage, die sich wiederholend über eine Zeit von mehreren Wochen – in der Gesamtheit der Wirbelsäule – mit einem gleichmäßig anschwellenden und wieder schwächer werdenden Wärmegefühl zeigte.

Die Massage des Muladhar-Chakra nach neusten Erkenntnissen

Die Erkenntnisse die auf den letzten Seiten beschrieben sind, entsprechen meinen Erfahrungen nach sechzehn Jahren intensiver Tätigkeit mit dem Massieren verschiedener Reflexzonen. In den nachfolgenden sechs bis sieben Jahren konnte ich diese Erfahrungen erweitern, festigen und eine Massage entwickeln, mit der man das Muladhar-Chakra und damit die Lebensenergie gezielt und kontrolliert anmassieren und anregen kann.

Die Massage beginnt wie jede normale Fußreflexzonenmassage im Bereich des Nieren -, des Harnleiter- und des Blasenreflexes. Danach werden die Reflexe des Solarplexus und der der Lunge angeregt. Jetzt massiert man den Reflexbereich des Steißbeines unterhalb von Gebärmutter bzw. der Prostata. Die Zeit dazu sollte ein- bis einundeinhalbe Minute betragen. Danach sucht man im Reflexbereich, in dem Kreuzbein und Steißbein zusammenkommen, den Energiepunkt des Muladhar-Chakra. Er befindet sich in einer kleinen Mulde vor dem Reflex der Gebärmutter bzw. der Prostata und gibt sich immer mit einem leichten Schmerz zu erkennen. Dieser Punkt wird wiederum eine bis einundeinhalbe Minute anmassiert. Dann massiert man in den Arbeitsbereich des Muladhar-Chakra. Dieser geht über den Reflexbereich der Scheide bzw. den des Penis bis zur Fußmitte hin. Danach massiert man wieder den Muladhar- und den Steißbeinreflex.

Diese Vorgänge sollten mindestens viermal wiederholt werden, wobei als Abschluß der Bereich des Muladhar-Chakra noch einmal intensiv anmassiert werden sollte.

Jetzt massiert man über den gesamten Wirbelsäulenreflex bis zum Kopfreflex hin. Dort wird mit einem leichten Hautkontakt der Wirbelsäulenreflex im Kopfbereich des großen Zehes massiert. Dabei muß dem Reflexbereich des Steißbeines wiederum der größere Teil der Zeit gewidmet werden.

Der Steißbeinreflex befindet sich seitlich unterhalb des ersten Zehengliedes, wo auch der Reflexbereich des Muladhar-Chakra ist. Diesen massiert man auf die gleiche Weise wie den im Bereich unterhalb des Fußgelenkes, ebenso den Arbeitsbereich des Muladhar-Chakra, der sich unter dem ersten Zehenglied bis zur Mitte der großen Zehe hinzieht. Zum Abschluß massiert man kurz den Reflexpunkt des Solarplexus und beendet wie bei jeder anderen Fußreflexzonenmassage.

Für eine solche Behandlung benötigt man eine gute Stunde. Man sollte sich diese Zeit nehmen und nicht versuchen, sie zu verkürzen. Der zeitliche Abstand zwischen zwei solcher Massagen sollte nicht weniger als SECHS WOCHEN betragen. Bei einem kürzeren Zeitabstand können sich Überreaktionen einstellen. Wendet sich eine davon betroffene Person an einen Arzt, erbringen die verordneten Medikamente sehr oft nicht die gewünschte Besserungen. Diese unangenehmen Nebenerscheinungen sind bei der angegebenen Zeiteinhaltung vermeidbar.

Arteriosklerose und Arterienverkalkung

Arteriosklerose ist eine Erkrankung, deren genaue Ursache bis jetzt noch nicht bekannt ist. Sie wird als eine schwere oder starke Gewebeveränderung bezeichnet. Sie bedeutet nicht nur die Verhärtung und Verengung der Arterien oder Schlagadern, sie gilt für alle Blutbahnen, bis hin zu den feinsten Äderchen in unserem Körper.

Zur Zeit ist sie eine noch unheilbare Erkrankung der Blutgefäße, die sich über Jahre oder gar über Jahrzehnte hinziehen kann. Einen Krankheitsstillstand mit kürzeren oder längeren Zeiten folgt wieder ein oft unterschiedlich stärkeres oder schwächeres Fortschreiten der Krankheit. Die Gewebeveränderung der Arterien entsteht durch die Eiweiß-, Fett- und Kalkablagerungen an den Gefäßwänden. Sie können zum totalen Verschluß der Arterien führen. Die Arterie selbst wird dadurch hart und verliert ihre Elastizität, was wiederum zum Bluthochdruck führt.

Als Ursachen sieht man an: falsche Ernährung, Stoffwechselstörungen, Alkoholmißbrauch, Nikotin usw. sowie alle Alterungsvorgänge wie den Verschleiß der Organe.

Besonders gefährdete Organe sind die Bauchspeicheldrüse oder der Pankreas, die Milz, Nieren, Augen und das Gehirn. Nach den Feststellungen am Fuße zeigt sich die Arteriosklerose bei vielen Menschen schon in jüngeren Jahren, oft schon vor dem dreißigsten Lebensjahr.

Man kann sie im Reflexbereich der Bauchspeicheldrüse als eine Verhärtung ertasten. Eigenartig dabei ist, daß der Behandelte in dem Organ selbst beschwerdefrei ist. Auf Anraten zu einer ärztlichen Untersuchung dieses Organs waren die Diagnosen immer »ohne Befund«.Im Laufe der Jahre wurde mir die außergewöhnliche Häufigkeit dieser Verhärtung allmählich bewußt. Sie geht von einer einzelnen kleinen nervlichen Verknotung oder Verhärtung bis zu einer knochenartigen Verhärtung und Schwellung über den ganzen Reflexbereich der Bauchspeicheldrüse. Ich konnte mir diese nie erklären, denn allen damit Behafteten, denen ich zu einer ärztlichen Untersuchung der Bauchspeicheldrüse geraten habe, erklärten die Ärzte immer wieder, die Bauchspeicheldrüse arbeite normal.

Andere Reflexzonenmasseure, die ich wegen dieser Verhärtungen befragte, haben ebenfalls die gleichen Feststellungen gemacht. Sie konnten wie auch ich keine Erklärung geben, zumal die Massage am Fuße diesen Zustand nicht veränderte.

Dann erkannte ich wiederholt:
Wenn im Reflexbereich der Bauchspeicheldrüse eine Verhärtung vorhanden war, gab es auch eine mehr oder weniger starke Verhärtung im Reflexbereich des Schädels und des Großhirns.

Das war bei Leuten, von denen ich wußte, daß sie Durchblutungsstörungen oder die Alzheimer-Krankheit hatten.

Durch die Erfahrung mit diesen Menschen kam mir der Gedanke, daß die Verhärtung im Reflexbereich der Bauchspeicheldrüse vielleicht mit diesen Durchblutungsstörungen in Verbindung zu bringen wäre. Bewußte Beobachtungen über eine längere Zeit bestätigten mir immer öfter diese Zusammenhänge.

Fußreflexzonen-Massage bei Kindern

Die Fußreflexzonenmassage kann man bei Säuglingen schon anwenden. Bei ihnen, sowie bei Kleinkindern, kann sie sehr hilfreich sein.

Als Beispiel: Eine Mutter kommt mit ihrem acht Wochen alten Sohn zu mir und fragt:»Mein Kind leidet sehr unter Blähungen und ist dadurch sehr unruhig und schreit sehr viel. Kann man dagegen über den Fuß etwas tun?« Ich habe ihr dann gezeigt, wo und wie sie ihr Kind täglich im Reflexbereich der Wirbelsäule eine kurze Zeit streichelnd massieren soll. Nach drei Wochen ruft sie mich an und sagt mir, ihr Sohn habe seit der ersten Massage mit Blähungen nichts mehr zu tun und wäre nun ein zufriedenes Kind.

Mit der Hilfe einer Hebamme konnte ich ähnliche Erfahrungen mit Kleinkindern machen. Ich zeigte ihr diese Massage, die sie an die Mütter, die sie betreute, weitergab. Diese erzählten ihr immer wieder, sie hätten jetzt zufriedene und sich gut entwickelnde Kinder.

Bei Pseudokrupp und Krupphusten hilft oft schon eine Massage, und der Husten läßt nach. Ich selbst habe noch kein Kind erlebt, bei dem ich mehr als viermal massieren mußte, damit sich dieser Husten völlig abbaute.

Zum Thema »Kinder« möchte ich ganz besonders auf Sauerstoffmangel bei der Geburt hinweisen. In dieser Weise geschädigten Kindern ist mit der Fußreflexmassage sehr zu helfen.

Ich möchte hier zwei Beispiele von solchen Kindern schildern:

Eine Mutter kam mit einem acht Monate alten Mädchen zu mir. Es war vollkommen teilnahmslos, die Augen starrten ins Leere. Ebenso reagierte es weder auf Bewegungen der Hand noch auf irgendeinen Gegenstand in seinem Blickfeld noch auf das Anfassen der Hand oder der Finger. Wenn man ihm den Finger in die Hand legte, griff es nicht zu, und beim Anheben der Hand fiel diese kraftlos zurück. Wie die Mutter das Kind hinlegte, blieb es liegen. Es bewegte sich selbst nicht. Nachts war es nicht in der Lage, länger als zwei bis zweieinhalb Stunden zu schlafen. Dann wachte es auf und weinte, bis es hochgehoben wurde und man ihm leicht den Rücken klopfte, damit es aufstoßen konnte. Erst danach schlief es wieder. Das Geräusch des Aufstoßens war oft so laut, daß es durch die ganze Wohnung zu hören war. Als ich es zum ersten Male hörte, konnte ich nicht begreifen, daß bei einem Kleinkind solche Laute aus dem Magen kommen konnten. Zudem erzählte mir die Mutter, daß ihre Tochter seit ihrer Geburt am Tage überhaupt nicht schlafen würde. Sie schließe manchmal die Augen für zwei oder drei Minuten, wäre dann aber gleich wieder wach. Wenn sie über den Tag verteilt die Zeiten zusammenzähle, an denen das Kind die Augen geschlossen hätte, kämen dabei keine zwanzig Minuten heraus. Von daher war in dem Kind auch eine innere Unruhe. Es weinte sehr viel und wurde deshalb von der Mutter bei allen Tätigkeiten in der Wohnung auf den Armen umhergetragen. Das wiederum hatte zur Folge, daß die Mutter über ihre nervliche und körperliche Kraft gefordert und total erschöpft war. Unter Berücksichtigung dieser Tatsache, machte ich der Mutter klar, daß ich auch sie massieren müßte, wenn die Massage dem Kind helfen sollte. Ich erklärte, daß beim Umhertragen das Kind ständig gegen den Bereich des Solarplexus drücke, deshalb empfange das Kind auch die von ihr ausgehende Negativenergie, das heißt, alle Erregungen, Streß und Hektik, da sie selbst doch mit ihren Nerven am Ende sei. Sie sah das ein, und wir begannen mit den Massagen. Das Kind ließ die ersten Behandlungen teilnahmslos über sich ergehen.

Nach der zweiten Massage fragte mich die Mutter, ob es sein könne, daß ihr Kind auf die Behandlung hin eine halbe Stunde geschlafen habe, nachdem sie in ihrer Wohnung angekommen sei? Ich antwortete ihr: »Die Massage hat eine allgemein beruhigende Wirkung auf die Nerven, deshalb kann diese Reaktion möglich sein.« Die nächste Massage bestätigte diese Vermutung, denn das Kind schlief danach wiederum ein.

Nach den folgenden Behandlungen wurden die Zeiten, in der es schlief, immer etwas länger. Ebenso wurde das Aufstoßen schwächer und weniger. Das Kind wurde ruhiger, die Mutter erholte sich merklich und konnte ihrer Hausarbeit wieder besser nachkommen. Als es der Mutter gesundheitlich besser ging, zeigte ich ihr eine Massage am Fuße, die sie jeden Tag einmal ihrem Kind machen sollte. Sie dauert nicht länger als eine halbe Minute und wird im Reflexbereich der Wirbelsäulenreflexe gemacht. Ich halte das für wichtig, denn alle Nerven treten – vom Gehirn kommend wie zum Gehirn gehend – an der Wirbelsäule in unseren Körper aus bzw. in die Wirbelsäule ein. Mit dieser Art der Massage wird die Durchblutung in dem für uns sehr wichtigen Bereich angeregt, die Nerven aktiviert, die Wirbelsäule gestärkt und die körperliche und geistige Entwicklung des Kindes sowie seine Zufriedenheit gefördert. Die Massage, täglich durch die Mütter ausgeführt, hat in den nachfolgenden Jahren zu einer gesunden Entwicklung mehrerer Kinder beigetragen.

Doch zu dem Kind: Als es zur siebenten Massage kam, schlief es täglich, über den Vor- und Nachmittag verteilt, zwischen fünf und sieben Stunden. Beim Erwachen lag es jetzt eine kurze Zeit ruhig in seinem Bett. Es begann mit den Fingern zu spielen.

Zum Vergleich:

Bevor ich mit den Massagen begonnen hatte, weinte das Kind, sobald es die Augen öffnete. Das Aufstoßen ging zurück, wurde weniger und leiser. Es war bald schon fast normal, wie es bei Kleinkindern nach der Nahrungsaufnahme der Fall ist. Nach weiteren zwei oder drei Massagen war es dann wirklich ein normales Aufstoßen. Alles andere veränderte sich in dieser Zeit nicht. Es wurde zwar zufriedener, spielte mit seinen Fingern, was es zuvor nicht tat, und forderte die Mutter weniger, so daß auch sie sich etwas erholen konnte.

Dann aber traten von Massage zu Massage bemerkenswerte Veränderungen auf. Das Kind begann nach dem ihm angebotenen Finger zu greifen, ebenso nach Gegenständen, die man ihm in Reichweite hinhielt. Es wurde interessierter an allem, was um es herum vorging. Seine Entwicklung beschleunigte sich. Wenn es nach den Fingern griff, zog es sich schon bald hoch, um zu sitzen. Danach krabbelte es auch gleich und fand heraus, wo und wie es sich hochziehen und auf die Füße stellen konnte. Mit zwölf Monaten hatte es schon fast alles aufgeholt, was es in den ersten acht Monaten versäumt hatte. Es machte bald schon die ersten Gehversuche. Ebenso schnell begann es, zu sprechen, und mit eineinhalb Jahren war das Kind sauber, es näßte nicht mehr im Bett und in die Kleidung. Die Mutter, die noch regelmäßig mit ihrer Tochter zu einer Stillgruppe ging, erzählte mir, die Kleine sei jetzt schon einigen Gleichaltrigen in ihrer Entwicklung voraus.

Bis jetzt hatte ich das Kind und die Mutter in regelmäßigen Abständen, jede Woche einmal, massiert. Nun verlängerten wir den Abstand auf vierzehn Tage und einige Zeit später auf vier Wochen. Die Mutter massierte das Kind aber weiterhin jeden Tag, etwa dreißig Sekunden, im Bereich der Wirbelsäule wie bisher.

Das Mädchen ist mitlerweile sieben Jahre alt und ein gesundes Kind geworden, das die Grundschule besucht und – wie die Mutter erzählt – ganz gut mitkommt.

Zweites Beispiel: Eine Mutter kommt mit einem sechs Jahre alten Jungen zu mir. Er hatte bei der Geburt einen leichten Sauerstoffmangel erlitten und konnte, bedingt durch seine Entwicklung, die Forderungen des Testes zur Aufnahme in die Grundschule nicht erfüllen. Nach einer Serie von Fußreflexzonen-Massagen entwickelte er sich so gut, daß bei dem Test, der nach einem Jahr durchgeführt wurde, kein Zweifel an seiner Schulfähigkeit mehr bestand.

Migräne und Erdstrahlen

Ein achtjähriger Junge mit Dauerkopfschmerzen und Migräne bis hin zum Erbrechen, was sich wöchentlich zwei- bis dreimal wiederholte, wurde von seinen Eltern zu mir gebracht. Er hatte zudem noch mit spastischen Zuckungen des Kopfes und der Arme zu tun und Schwierigkeiten beim Sprechen. Dieser Junge, der bei einem Nervenarzt in Behandlung war, sollte nach dem Rat des Arztes in eine Spezialklinik eingewiesen werden.

Nach wenigen Massagen, in erster Linie über die Bereiche der großen Zehe, gingen die Kopfschmerzen zurück und die Anfälle der Migräne wurden weniger. Die Eltern setzten darauf die starken Medikamente (Psychopharmaka) von sich aus ab. Der Zustand des Jungen verschlechterte sich dadurch nicht, er fühlte sich sogar körperlich wohler.

In einem Gespräch während einer Massage teilte mir die Mutter mit, der Junge sei gesund gewesen, bis sie in ihr neugebautes Haus eingezogen seien. Nach drei bis vier Monaten in seinem neuen Zimmer begann er über die ersten Kopfschmerzen zu klagen. Als die ersten Migräneanfälle hinzukamen, glaubten ihm die Eltern nicht so recht, sie dachten, er wolle nicht zur Schule gehen. Sie erkannten aber doch die Krankheit und gingen mit ihm zum Arzt. Trotz ärztlicher Behandlung wurde der Zustand des Jungen schlechter. Immer öfter blieb er der Schule fern. Der Hausarzt überwies ihn zu einem Nervenarzt. Sein Zustand verschlechterte sich zunehmend. Er begann mit den Händen und Armen zu zucken. Dieses breitete sich, obwohl er sehr starke Medikamente bekam, noch auf den Kopf aus. Er bekam, nach Aussage der Mutter, stärkste Medikamente, um die Nerven zu beruhigen. Das Zucken, wurde so mächtig, daß er sich selbst, besonders im Schlaf, schmerzhafte Schläge am Körper und auch im Gesichtsbereich zufügte.

Zu der Frage, wie er im allgemeinen schlafe, war die Antwort: »Sehr unruhig.« Er bliebe auch am Morgen nicht im Bett liegen, sobald er aufwache, stehe er auch auf, und das sei sehr oft schon sehr früh. Wenn es ihm nicht gut ginge und er länger im Bett bleiben müsse, werde er immer apathischer und es ginge ihm zusehens schlechter, so daß er schließlich keine Lust zum Aufstehen mehr habe. Als Mutter habe sie den Eindruck, je länger er im Bett liegen müsse, desto schlechter gehe es ihrem Sohn. Sie habe sich allerdings bis jetzt noch keine Gedanken darüber gemacht, erst jetzt, als ich sie darauf anspreche, käme ihr das in den Sinn und sie gab zu, daß dieser Vorgang schon lange andauere, mindestens seit zwei Jahren.

Ich habe ihr dann angeboten, mit der Wünschelrute durch das Zimmer des Jungen zu gehen, um nach Erdstrahlen zu sehen. Das geschah einige Tage später. Ich stellte fest, daß mitten durch das Bett, der Länge nach, eine Erdstrahlung ging. Eine weitere Strahlung ging quer durch das Zimmer und kreuzte sich mit der ersten im Bettbereich des Kopfkissens derart, daß der Junge, wenn er im Bett lag, ständig dem Strahlungsbereich zweier Strahlungen ausgesetzt war. Eine dritte Strahlung ging zudem noch diagonal durch den Raum und belastete den Jungen auch noch tagsüber.

Die Strahlung im Bereich des Kopfkissens war so stark, daß man sie bei ausgestrecktem Arm in der Hand fühlen konnte. Der Vater des Jungen, der der Sache sehr skeptisch gegenüberstand, war entsetzt über das Gefühl, das die Strahlung in seiner Hand auslöste, als er sie in den Strahlungsbereich hielt.

Ich machte den Eltern den Vorschlag, eine Aluminiumfolie unter dem Bett auszulegen und über eine Erdleitung die statische Aufladung abzuleiten. Danach sollten sie das Schlafverhalten ihres Sohnes beobachten. Bald erzählten sie mir, der Junge schlafe jetzt ruhiger und würde morgens länger im Bett liegen, ohne daß er Beschwerden bekäme. Die Kopfschmerzen seien geringer, und Migräne habe er keine mehr bekommen.

Die wöchentliche Massage und die unter dem Bett ausgelegte Aluminiumfolie bewirkten eine Besserung, wie sie vorher mit der Einnahme der Medikamente nicht erreicht wurde. Das Zucken der Arme und des Kopfes nahmen nach einigen Wochen ab.

Nach weiteren fünfundzwanzig bis dreißig Massagen hörten wir mit dem Behandeln auf. Die Migräneanfälle hatten sich nicht mehr wiederholt. Die Kopfschmerzen waren verschwunden und die Zuckungen wesentlich zurückgegangen. Seine Gesundheit verbesserte sich zusehends.

Nach mehreren Jahren, der Junge war unterdessen sechzehn Jahre alt, traf ich zufällig die Eltern. Sie freuten sich über das unverhoffte Treffen und erzählten mir, ihr Sohn sei jetzt ganz gesund und seit einem Jahr in einer Lehre. Das Abklingen der Erkrankung, das Zucken, habe jedoch noch gute drei Jahre angedauert. In dieser Zeit habe er aber wegen der Störungen im Nervensystem keinen Arzt besucht und keine Medikamente eingenommen. Außerdem habe der Vater des Jungen, von der Kellerdecke beginnend, das ganze Haus abgeschirmt, so daß sich die Familie in ihrem Haus wohler und auch gesünder fühle.

Juri

Juri war ein Junge von nicht ganz zwei Jahren, als er das erste Mal zu mir kam. Er konnte noch nicht alleine und frei sitzen. Wenn man ihn auf den Arm nahm, mußte er immer im Rücken noch etwas abgestützt werden. Wenn er hingesetzt wurde, nahm er die Hände hinter den Rücken, um sich abzustützen, damit er sich aufrecht halten konnte. Die Eltern erzählten, die Geburt habe eine kurze Zeit zu früh stattgefunden, und der Junge sei durch einen Kaiserschnitt in das Leben geholt worden. Dadurch erlitt er einen Sauerstoffmangel, der für ihn einen längeren Aufenthalt in der Kinderklinik erforderlich machte. Bei seiner Entlassung sagte der maßgebende Arzt den Eltern, ihr Kind sei schwerbehindert und würde aller Voraussicht nach niemals laufen können. Bis zu dieser Zeit trafen die Voraussagen des Arztes zu.

Ich sagte den Eltern, wenn es ihr Wunsch sei, würde ich den Jungen behandeln. Die nervliche Belastung und die damit verbundene innere Unruhe durch das Kind konnte man der Mutter im Gesicht ablesen. Dieses, so erklärte ich es dem Ehepaar, würde sich garantiert wiederum nachteilig auf das Kind auswirken, wenn sich die Mutter nicht auch behandeln lassen würde. Sie sahen das ein und stimmten der Behandlung zu. Später erklärte mir die Mutter, daß sie erst nach dem vierten oder fünften Mal die Wichtigkeit ihrer eigenen Behandlung erkannt habe.

Nach vier oder fünf Massagen konnte Juri schon frei auf dem Arm sitzen und bald danach auch beim Spielen, wenn er auf den Boden oder sonstwo hingesetzt wurde. Bei den bis dahin ausgeführten Massagen fühlte ich ständig eine Verknotung im Reflexbereich der Lendenwirbel. Das veranlaßte mich, das Kind von einem Chiropraktiker untersuchen zu lassen, womit die Eltern einverstanden waren. Das Kind stellte bis zu diesem Zeitpunkt die Oberschenkel in einem Winkel von fast neunzig Grad nach der Seite hin vom Körper ab. Die Füße waren dadurch nach der Seite gedreht und konnten sich nicht aufrichten. Der Chiropraktiker stellte eine tatsächliche Verschiebung im Lendenwirbelbereich fest, die er mit mehreren Behandlungen verändern konnte. Von da an nahmen die Beine sowie die Füße allmählich eine normale Haltung an. Mit der Veränderung in den Beinen veränderte sich auch die allgemeine Körperbeherrschung. Der Junge setzte sich selbst. Jetzt begann er zu rutschen, dann krabbelte er. Schon bald versuchte er zu gehen, wenn man ihn auf die Beine stellte. Dabei tat er sich allerdings sehr schwer. Was aber mit der Zeit kam, war das Stehen.

Zuerst stellte er sich nur hin, wenn man ihn auf die Beinchen hob, doch irgendwann schaffte er es alleine. Von da an hielt er sich überall fest und versuchte zu laufen.

Die Mutter, der ich von der ersten Behandlung an Teile der Massage erklärte und zeigte, so daß sie täglich über die Woche hin ihr Kind selbst massieren konnte, was im Sinne der Behandlung notwendig war, hatte dadurch mit der Zeit die Massage in ihrer Gesamtheit erlernt. Dadurch war es möglich, daß sie die Abstände, in denen sie mich mit ihrem Kind besuchte, ausdehnen konnte, sodaß sie nur noch alle vier bis fünf Wochen zu mir kam.

Dann erkrankte ich und konnte einige Monate keine Behandlungen durchführen. In dieser Zeit erreichte mich aber ein Brief dieser Frau mit der erfreulichen Nachricht: »Juri hat große Fortschritte gemacht. Er läuft jetzt alleine und fängt an zu reden.« Er war unterdessen vier Jahre alt geworden.

Diese Behandlung, über eine längere Zeitspanne regelmäßig ausgeführt, zeigte zum wiederholten Mal, daß bei allen Arten der Behinderungen die Massage positive Veränderung bewirkt und daß die Fußreflexzonenmassage niemals eine sinnlose Arbeit ist.

Parkinson

Bei an Parkinson erkrankten Personen führen Energiemassagen über einen längeren Zeitraum ausgeführt, zu leichten Besserungen. Am Ende jeder Energiemassage wird der Energiekreislauf über die beiden Punkte rechts und links am Fersenbein angeregt. Nach Möglichkeit läßt man die Energie mindestens einmal durch den Körper kreisen. Den Abschluß bildet die Massage der Punkte eins, zwei und drei an der großen Zehe. Die Zeit sollte zwischen zwei und drei Minuten liegen.

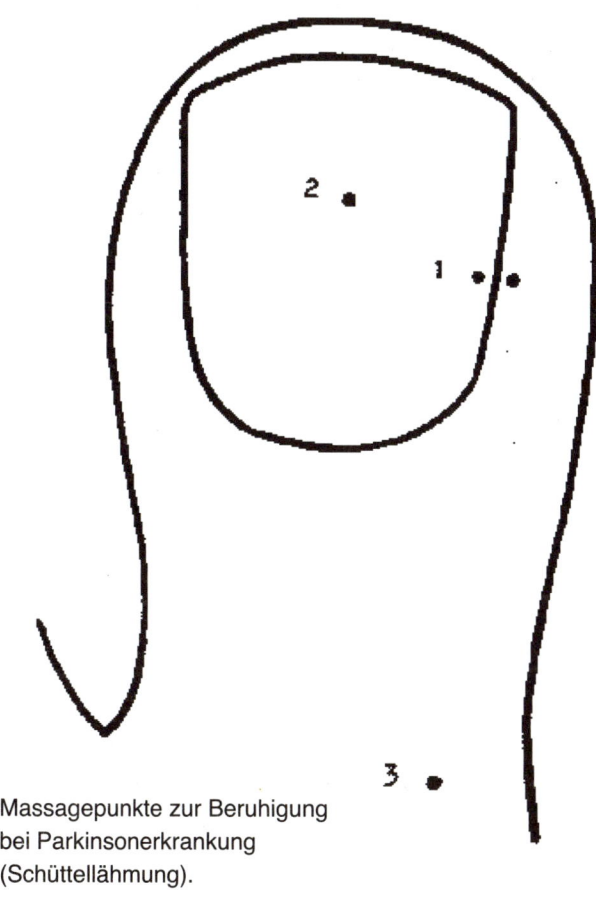

Massagepunkte zur Beruhigung
bei Parkinsonerkrankung
(Schüttellähmung).

Heuschnupfen und Schnupfen allgemeiner Art

Man beginnt mit einer leichten Massage der Nierenreflexe, der Nebenniere, der Blase und des Solarplexusreflexes.

Jetzt massiert man mit einem ganz leichten, kaum spürbaren Hautkontakt den Augenpunkt, den Punkt der Nasennebenhöhlen und Stirnhöhlen und den Punkt der Nase, im Bereich der großen Zehe. Der Nasenpunkt sollte so lange massiert werden, bis der Behandelte ein leichtes Kribbeln, Kitzeln oder Wärme in der Nase spürt. Ebenso sollte ein leichter Druck im Bereich der Nebenhöhlen empfunden werden.

Stellt sich ein Druckgefühl über den Augenbrauen ein, sollte die Massage unterbrochen und der Bereich des Solarplexus anmassiert werden, bis er sich wieder abgebaut hat. Danach erst sollte weiter massiert werden.

Die Massage sollte – wie die normale Fußreflexzonenmassage – am rechten Fuß beginnen und an dem linken Fuß beendet werden, an dem sich der gleiche Vorgang wiederholt.

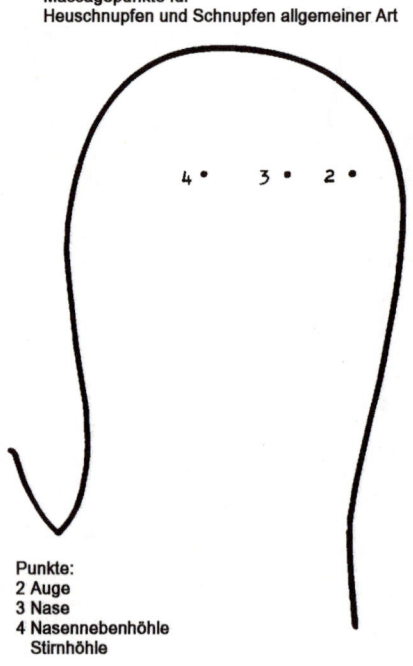

Massagepunkte für
Heuschnupfen und Schnupfen allgemeiner Art

Punkte:
2 Auge
3 Nase
4 Nasennebenhöhle
  Stirnhöhle

Hoher Blutdruck

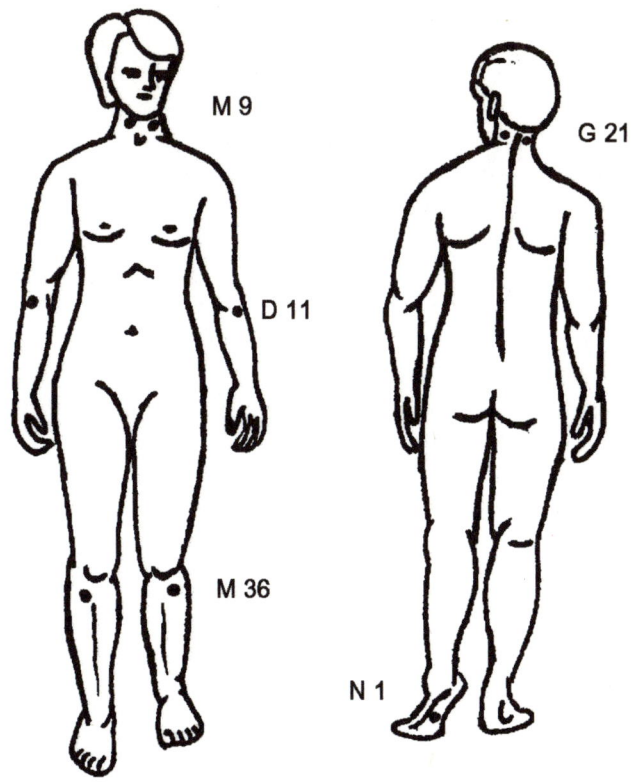

Bei zu hohem Blutdruck können die aufgezeichneten Punkte, am Körper gedrückt, sehr hilfreich sein. Man sollte sie fünf- bis siebenmal, fünf bis sieben Sekunden lang drücken.

→

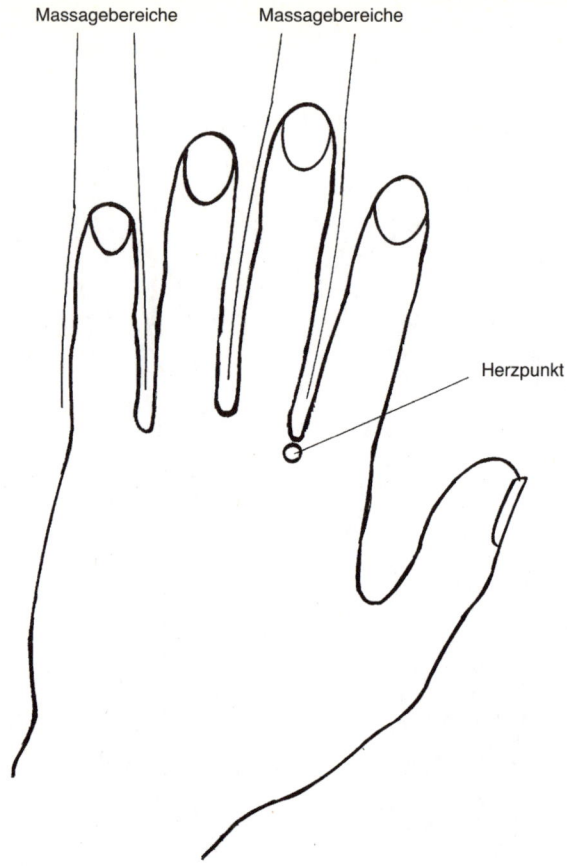

Massagebereiche   Massagebereiche

Herzpunkt

An beiden Händen sollten die Mittelfinger und die beiden kleinen Finger täglich mehrmals in ihrer Gesamtlänge massiert werden. Danach ist der Herzpunkt, zwischen dem Zeige- und dem Mittelfinger, etwa dreißig Sekunden zu drücken.

Es gibt meines Wissens kein Medikament, welches den hohen Blutdruck so rasch abbauen kann, wie diese Massage.

Beispiel:
Ich konnte es erleben. In zehn Minuten 30 Punkte, von 170 zu 95, auf 140 zu 85 Punkte, gemessen von einem Heilpraktiker.

Bronchien

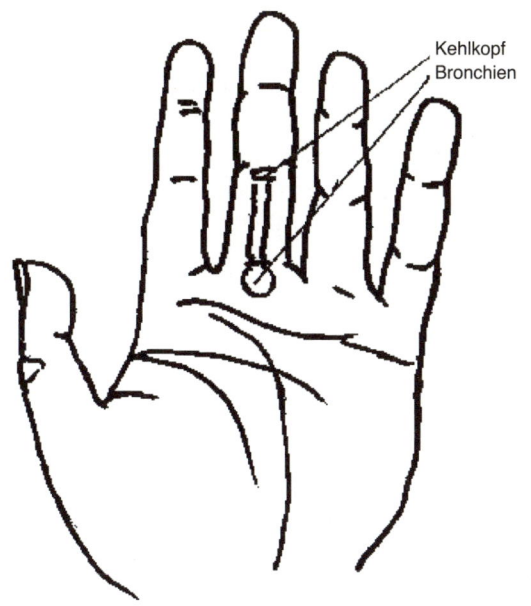

Kehlkopf
Bronchien

In der Hand, am ersten Glied des Mittelfingers, befindet sich ein Nerven-
bereich, über den der Kehlkopf und die Bronchien vorteilhaft zu beeinflussen sind. Bei Bronchitis, hartnäckiger Verschleimung, bei Asthma und
selbst bei Staublunge wirkt eine regelmäßige, täglich ausgeführte kurze
Massage von einer Minute, morgens, mittags und abends ausgeführt, lindernd.

In Zeiträumen von vierzehn Tagen spüren Personen, die an einer dieser
Erkrankungen leiden, fast immer schon die ersten Besserungen. Bei Asthma-
tikern und Staublunge werden die Abhustzeiten kürzer. Das Abhusten
wird leichter, der Schleim wird blasiger, und auch die Einnahme von Medikamenten kann verringert werden.

Erkältungen im Bereich des Kehlkopfes und der Stimmbänder sind mit
dieser Massage gesundheitsfördernd zu beeinflussen. Außerdem befindet
sich am unteren Nagelrand, zur Außenseite der Hand hin, der Punkt 11
des Lungen-Meridians, über den man Husten, selbst krampfartige Anfälle,
stark lindernd beeinflussen kann. Dieser Punkt wirkt zudem schleim-
lösend.

Halsentzündung, Grippe,
Anregung der Körpertemperatur

Am Außenfuß, unter dem Fußgelenk, befindet sich ein Reflexbereich, in dem die Mandeln, der Kehlkopf, die Bronchien, Nase und Augenhöhlen sehr intensiv zu erreichen sind.

Außerdem befindet sich dort ein Reflexbereich, über den die Körpertemperatur durch Massieren um bis zu zwei Grad zu erhöhen ist.

Dazu kommt ein Nervenpunkt, über den Energien in den Beinen zum Fließen gebracht werden können, die krampflösend in Bein und Fuß wirken.

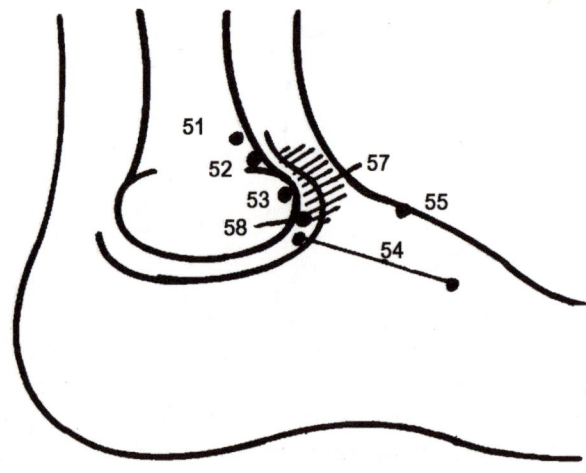

Punkte	Bezeichnung
51	Mandeln
52	Kehlkopf
53	Bronchien
54	Augenhöhle
55	löst nervliche Blockaden, krampflösend für Bein und Fuß
57	Massieren in diesem Bereich, erhöht die Körpertemperatur um ein bis zwei Grad
58	Nase

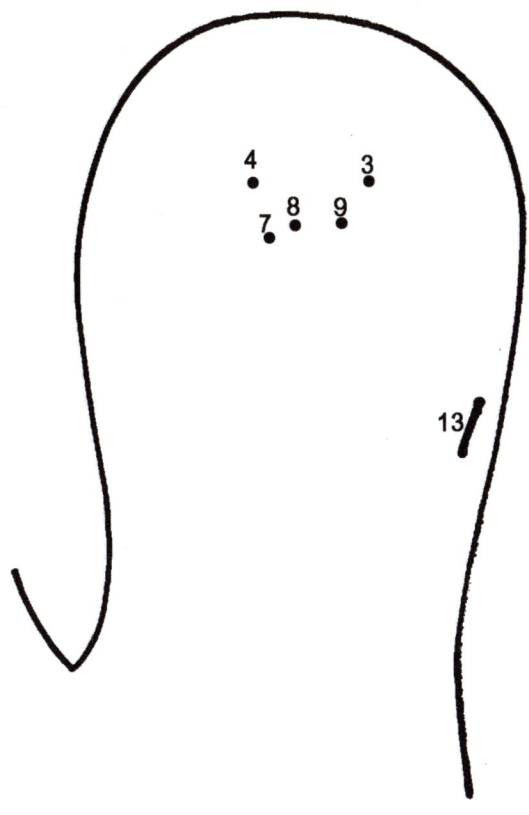

Punkte	Bezeichnung
3	Nase
4	Nasennebenhöhle - Stirnhöhle
7	Kehlkopf
8	Stimmbänder
9	Mandeln
13	Thymusdrüse

Jeden Punkt bis 30 Sekunden mit leichtem Hautkontakt massieren.

Gürtelrose

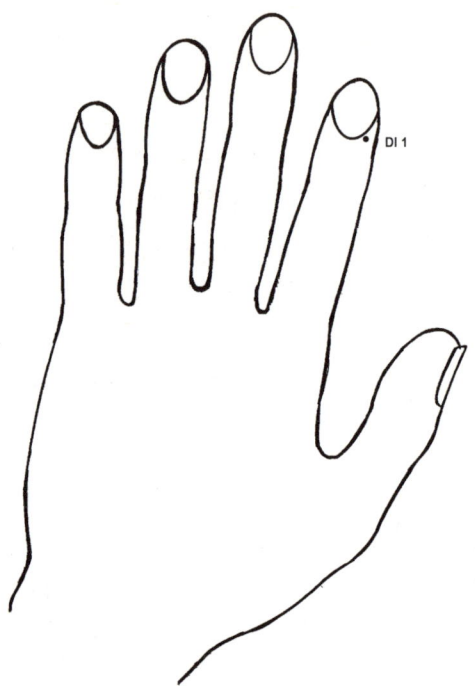

DI 1

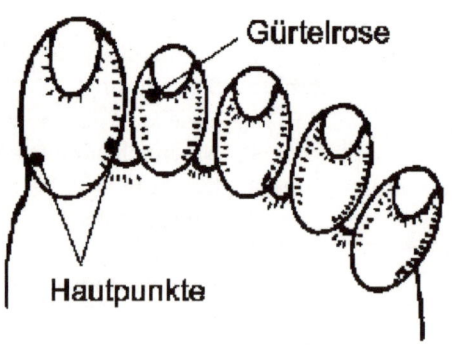

Gürtelrose

Hautpunkte

Gürtelrose ist eine Erkrankung, die sehr schmerzhaft ist und auch sehr lange andauern kann. Sie ist verbunden mit einem starken Juckreiz und dadurch quälend. Die zu ihrer Abheilung notwendigen Medikamente haben oft unerwünschte Nebenwirkungen.

Am Fuße gibt es jedoch einen Reflexpunkt, über den man die Durchblutung im Bereich der Gürtelrose so anregen kann, daß in wenigen Minuten Schmerz und Juckreiz abgebaut sind. Dazu sollte man dem Behandelten an der Hand, am Nagelrand des Zeigefingers, den Reflexpunkt der Gürtelrose zeigen und ihm erklären, daß er sich an dieser Stelle so oft massieren solle, wie sich Schmerz oder Juckreiz bemerkbar machen, damit könne er sich selbst zwischen den einzelnen Massagen schmerzfrei halten.

Der Reflexpunkt am Fuße befindet sich in der Biegung des Nagelbettes der zweiten Zehe. Er ist bei der Erkrankung Gürtelrose sehr schmerzempfindlich und deshalb leicht zu finden. Für den Zeigefinger gilt das gleiche.

Massiert wird auf zwei Arten:

Die erste geschieht mit einen leichten Druck mit dem Fingernagel des Daumens oder Zeigefingers der rechten Hand.
Die zweite mit einem ganz leichten Hautkontakt.

Man sollte schon beide Arten versuchen, denn die Betroffenen reagieren immer wieder unterschiedlich auf den Druck der Finger.

Werden diese von mir beschriebenen Reflexpunkte richtig und regelmäßig anmassiert, heilt die angeregte Durchblutung jede Gürtelrose in kurzer Zeit ohne Medikamente.

Herpes

Herpes im Lippen- und Mundbereich ist sehr unangenehm und schmerzhaft zudem übertragbar, zum Beispiel durch Gläser oder Tassen, beim Partner durch Mundberührung usw. Er wiederholt sich meistens immer wieder bei der Person, die ihn einmal hatte.

An der großen Zehe befindet sich der Reflexbereich der Zunge und die Bereiche der Lippen dicht beieinander. Massiert man diese Reflexbereiche, wird die Durchblutung im gesamten Mundbereich angeregt. Schon nach weniger als einer Minute gehen die Beschwerden zurück. Dann massiert man die beiden Hautpunkte am ersten Zehenglied der großen Zehe. Fast immer kommt dabei ein Wärmegefühl im Mundbereich auf, wobei sich die Schmerzen verlieren.

In einem Zeitraum von vierundzwanzig Stunden haben sich die Entzündungen nach einer solchen Anregung der Durchblutung fast immer abgebaut. Das Erstaunliche dabei ist, daß sich eine derartige Entzündung nach einer solchen Behandlung nur noch sehr selten wiederholt.

Asthma

Asthma ist eine Erkrankung der Atemwege, die durch mehrere Ursachen ausgelöst werden kann. Diese sind jedoch bei der im folgenden beschriebenen Massage von geringer Bedeutung.

Die Massage beginnt auf dem siebten Halswirbel, danach wird zweieinhalb Zentimeter seitlich, rechts und links, zwischen dem zweiten und dritten Brustwirbel massiert. Die Massage benötigt einen jeweiligen Zeitaufwand von etwa zwei Minuten. Im Anschluß ist eine leichte Dehnung im Halswirbel- und oberen Brustwirbelbereich zu empfehlen.

Die Asthma bekämpfenden und lindernden Medikamente haben problematische Nebenwirkungen. Zudem sind sie häufig kortisonhaltig. Die Wirkung sowie die Nebenwirkungen sind weitgehend bekannt. Es ist fast immer ein Spray, das bei aufkommender Atemnot und Engegefühl in der Brust benutzt wird.

Die von mir behandelten Menschen benötigen dieses Spray bereits nach der ersten Massage deutlich seltener. Eine Frau von vierzig Jahren benutzte das Spray täglich drei- bis viermal. Nach der ersten Massage war sie fünf Tage ohne Atemnot. Danach sprühte sie nur noch einmal, bis sie nach sieben Tagen zur zweiten Massage erschien. In den nachfolgenden Wochen benötigte sie das Spray kaum noch. Eine andere junge Frau, die zu mir kam, gebrauchte das Spray täglich einmal. Bei feuchtem, nebligen Wetter war oft ein zweites Sprühen notwendig.

Nach der ersten Massage benötigte sie es mehrere Wochen nicht mehr. Ebenso verhielt es sich bei einer weiteren jungen Frau, die zwei- bis dreimal in der Woche das Spray benutzen mußte. Sie kam nach der Massage ohne Spray aus.

Bei Erkältungen wie Husten und Schnupfen konnte ich nach einer solchen Massage ebenfalls Veränderungen zum Positiven feststellen.

Zahnschmerzen

Von Zahnschmerzen jeder Art kann man sich sehr oft in Bruchteilen von Sekunden befreien. Man setzt dazu den Daumennagel des einen Daumens an der Daumenkuppe des anderen Daumens dort, wo der Nagel angewachsen ist, so an, daß er einen leicht schmerzenden Druck ausübt. Jetzt bewegt man beide Daumen in einer Drehung und stärkerem Druck gegeneinander einmal hin und her. Dabei entsteht für einen kurzen Moment an der Stelle, die mit dem schmerzenden Zahn in nervlicher Verbindung steht, ein sehr intensiver Schmerz, mit dem der Nerv stillgestellt wird. Das sollte an beiden Daumen ausgeführt werden.

Die Zeit der Schmerzfreiheit oder Schmerzlinderung ist nicht vorhersagbar. Sie kann eine Stunde, aber auch eine ganze Woche und länger anhalten. Am Zustand des Zahnes sowie an der notwendigkeit der Behandlung ändert dieses Tun nichts. Es mindert aber den Einstichschmerz einer Spritze vor der Behandlung und kann während einer Zahnbehandlung, z.B. Paradenthose usw., sehr hilfreich sein.

Reisekrankheit

Die Reisekrankheit ist eine Beschwerde, die viele Menschen belastet. Diese nehmen dagegen Tabletten oder Tropfen ein, um sich über die Zeit der Reise mobil zu halten oder um die Annehmlichkeiten einer Reise genießen zu können. Die Nebenwirkungen solcher Tabletten oder Tropfen stellen aber in vielen Fällen eine andere Art der Belastung für den Organismus dar und erbringen ihm somit auch neue Nachteile, die nur anders geartet sind. Alle diese Belastungen sind mit einer fast unglaublich einfachen Art, mit einer Zeitschrift oder Zeitung, zu vermeiden, ohne den Reisegenuß oder die Mobilität zu stören.

Und so handhabt man das: Die Zeitschrift oder die Zeitung faltet man so, daß sie gut unter den Pullover oder die Jacke über den Leib bis unter die Brust und in den Hosenbund geschoben werden kann. Damit wird der Solarplexus abgeschirmt. Er ist ein Nervenknoten, der sich hinter dem Magen zur Wirbelsäule hin befindet. Sein Name steht für die Sammelbezeichnung der vegetativen Nervengeflechte in der Wand des Magen-Darmtraktes.

Die Wirkung läßt sich auf folgende Weise erklären :

Durch die eingelegte Zeitschrift oder Zeitung werden die in jedem Fahrzeug auftretenden Schwingungen und Vibrationen, die durch die Bleche, die um die Kabinen angebracht sind, und durch die Motoren verursacht werden, gedämpft oder neutralisiert und treffen nicht mehr auf den sonst ungeschützten Solarplexus, dessen Nervengeflechte sich nun nicht mehr verkrampfen, was im ungeschützten Zustand geschieht, wodurch das Unwohlsein bis hin zum Erbrechen ausgelöst wird.

Ein Beispiel: Ein acht Monate alter Junge begann jedesmal, wenn er mit seinen Eltern im Auto unterwegs war, nach spätestens drei Minuten der Fahrt zu schreien und beruhigte sich erst wieder, wenn das Fahrzeug stand.

Nachdem die Mutter ihm eine Zeitung unter sein Jäckchen – aber nicht auf die Haut – gelegt hatte, war das Kind während der Autofahrten still und zufrieden. Sie probierte aus, wie sich das Verhalten des Kindes verändern würde, wenn sie die Zeitung entfernte, und stellte fest, daß das Kind nach weniger als dreihundert Metern zu schreien begann. Daraufhin schob sie die Zeitung wieder ein und das Kind hatte sich nach kurzer Zeit beruhigt. Diesen Test, wenn man das so bezeichnen will, wiederholte sie bei mehren kürzeren und längeren Autofahrten stets mit dem gleichen Ergebnis.

Von Erwachsenen könnte ich etliche ähnlich gelagerte Beispiele beschreiben. Diese Maßnahme ist eine sehr gute Methode, die sich nach meinem Wissen schon sehr oft bewährt hat und die man auch weitergeben sollte.

Anregung der Herzkranzgefäße

Einer der wichtigsten Reflexpunkte an den Händen befindet sich zwischen den Fingergelenken des Zeige- und Mittelfingers beider Hände, direkt an der Hand. Über ihn wird die Sauerstoffzufuhr zu den Herzkranzgefäßen angeregt.

Sobald man diesen Punkt mit einem stärkeren Druck massiert, so daß er spürbar schmerzt, setzt sofort eine bessere Durchblutung der Herzkranzgefäße sowie eine intensivere Sauerstoffversorgung derselben ein.

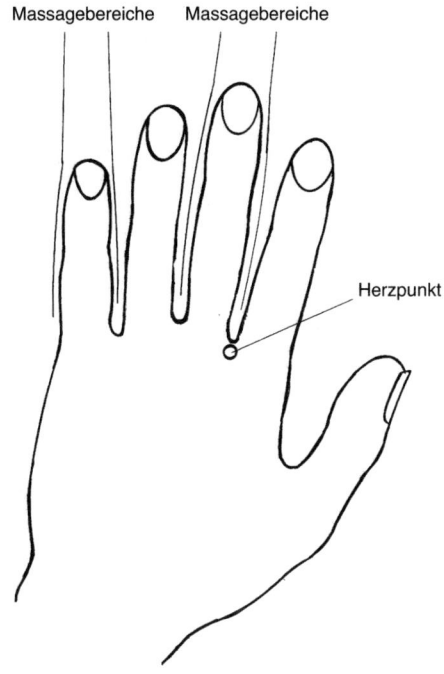

Massagebereiche   Massagebereiche

Herzpunkt

Allen Personen mit Herzerkrankungen, gleich welcher Art, sollte man diesen Reflexpunkt bekanntmachen. Bei nervösen Störungen wie Stechen, Herzklopfen, Herzbeklemmung mit Atemnot, und Herzrhythmusstörungen ist diese Massage hilfreich und kann von der betroffenen Person selbst ausgeführt werden. Auch bei einem Herzinfarkt ausgeführt, bringt diese Massage eine Erleichterung und kann sogar lebenserhaltend sein, bis ein Arzt die Behandlung übernimmt.

Krampf in den Beinen und Füßen

Ein Krampf zeigt immer einen Sauerstoffmangel im Gewebe an. Er entsteht meist durch eine Überbelastung oder Durchblutungsstörung.

Die hier geschilderte Methode betrifft den Bereich der Beine und der Füße. Sie ist eine sehr einfache Sache, die ich mit zwanzig Jahren von meinem Arzt mit folgenden Worten erklärt bekam:

Krampf in den Beinen und Füßen hat man fast nur in der Nacht. Er entsteht dadurch, daß der Körper unter der Bettdecke allmählich auskühlt. Die Arme legen wir dabei an den Körper an, mit den Beinen geht das nicht, sie kühlen weiter aus. Jedes Material, und unser Körper besteht aus sehr vielen Materialien, zieht sich bei der Auskühlung zusammen. Dadurch werden die feinen Äderchen, die durch Ablagerungen verengt sind, ganz oder fast ganz zugedrückt, so daß das Blut nicht oder nur noch minimal fließen kann. Jetzt beginnt sich der Sauerstoffmangel bemerkbar zu machen, und es entsteht im Fuß oder im Bein ein Krampf, der sehr schmerzhaft ist. Die Ursache ist die Auskühlung, das Ausschalten der Ursache ist das Warmhalten der Beine im Bett.

Der Rat des Arztes:

»Ziehen sie Wollstrümpfe an, nach Möglichkeit bis zu den Knien hoch, und sie werden mit Krampf in den Beinen und Füßen nicht oder kaum mehr belastet sein! Schneiden sie aber die Fußspitzen an den Strümpfen ab, so daß die Zehen frei sind. Sollten sie das nicht tun, wird der Fuß überhitzt und der Strumpf als unangenehm empfunden.«

Deutet sich ein Krampf in den Beinen oder im Fuß mit den dabei bekannten Schmerzen an, sollte man sich abwechselnd die Ringfinger beider Hände über ihre ganze Länge hin mit einem stärkeren Druck massieren. Der Schmerz geht immer weiter zurück, und damit erspart man sich, wenn es zeitig genug war, den Krampf. Während und nach einem Krampf wirkt das Massieren der beiden Ringfinger ebenfalls sehr erleichternd.

Hautpunkte

Rechts und links an der großen Zehe befindet sich je eine Stelle direkt unter dem ersten Zehengelenk, über die man die Durchblutung der Haut, als unser größtes Organ, anregen kann. Wenn man beide Stellen zugleich mit dem Mittel- und Zeigefinger mit einem leichten Druck und ganz kurzen Bewegungen massiert, beginnt die Haut zu reagieren.

Meistens beginnt es mit einem leichten Kribbeln, dem dann eine spürbare Wärme folgt. Zuerst reagiert die Haut dort, wo sie belastet ist. Danach breitet sich die Wärme fast immer über den ganzen Körper aus, vom Kopf über die Hände bis hin zu den Füßen. Es fühlt sich so an, als käme die Wärme von außen. Behandelte sagen übereinstimmend, es sei ein Gefühl, als säße man in der Sonne, oder der Körper sei kühl, nur die Haut sei warm. Der Behandelte verspürt meistens einen leichten Schmerz an beiden Seite der Zehe während der Massage.

Diese Massage ist eine sehr gute Hilfe für Kleinkinder. Ich habe wiederholt erlebt, wie wunde Stellen, Rötungen im Nässebereich oder Milchschorf sich schon nach den ersten Behandlungen abgebaut haben. Selbst hartnäckiger Ausschlag, der über längere Zeit vorhanden war, ging nach nur wenigen Massagen zurück.

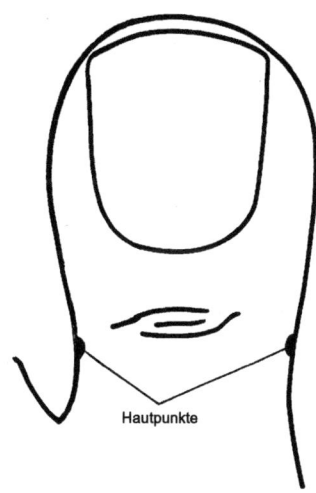

Hautpunkte

Neurodermitis

Bei Neurodermitis, über die beschriebenen Hautpunkte massiert, erbrachte die Massage ebenfalls positive Veränderungen. Den Verlauf zweier Massagen von an Neurodermitis erkrankten Frauen aus dem Jahr 1989 habe ich nachfolgend aufgezeichnet.

Behandlungsverlauf

Erste Behandlung: Mädchen 16 Jahre alt

Massage	Datum	
1	10. 3.	Reflexzonenmassage normal
2	15. 3.	" "
3	22. 3.	" "
4	29. 3.	erste Hautpunktmassage am großen Zeh Reaktion: sehr starker Ausschlag
5	5. 4.	Ausschlag geht zurück
6	19. 4.	Ausschlag geht weiter zurück, nur in den Kniekehlen ist er stärker
7	24. 4.	ohne Ausschlag
8	3. 5.	ohne Ausschlag

In der Folge waren 5 Wochen keine Massagen möglich, davon waren 4 Wochen ohne Ausschlag. In der 5. Woche zeigte er sich in den Kniekehlen wieder.

9	7. 6.	der Ausschlag in den Kniekehlen geht zurück
10	14. 6.	ohne Ausschlag
11	21. 6.	ohne Ausschlag
12	28. 6.	ohne Ausschlag
13	5. 7.	ohne Ausschlag, sie trinkt erstmals wieder Orangensaft
14	12. 7.	ohne Ausschlag
15	19. 7.	durch Streichen einer Farbe entsteht ein leichter Ausschlag an den Armen. Besserung nach 3 Tagen, ohne daß massiert wurde.
16	27. 7.	ohne Ausschlag
17	2. 8.	ohne Ausschlag

18	9. 8.	ohne Ausschlag
19	30. 8.	ohne Ausschlag
20	13. 9.	ohne Ausschlag
21	4.10.	leichter Ausschlag in der linken Kniekehle
22	21.11.	einzelne Pusteln an den Oberschenkeln
23	29.11.	ohne Ausschlag
24	8.12.	ohne Ausschlag
25	14.12.	ohne Ausschlag

Zweite Behandlung: Junge Frau, 26 Jahre alt

Massage	Datum	
1	29. 6.	erste Hautpunktmassage an der großen Zehe Reaktion: starker Ausschlag wie zuvor nicht
2	3. 7.	wie bei der ersten Massage
3	6. 7.	Ausschlag geht zurück
4	11. 7.	Stirn und Hals sind frei von Ausschlag, Hände und Arme sind stärker befallen als bei der dritten Massage.
5	18. 7.	Ausschlag wieder stärker
6	24. 7.	ohne Ausschlag
7	1. 8.	nach der letzten Massage wechselnd stärkerer und schwächerer Ausschlag
8	7. 8.	nur an den Händen leichter Ausschlag, Körper, Arme und Beine sind frei
9	14. 8.	an 3 Tagen wie zuvor, danach wieder stärker
10	21. 8.	ohne Ausschlag
11	28. 8.	ohne Ausschlag
12	4. 9.	am 29., 30., 31.8. und 1.9. starker Ausschlag ab 2.9. total ohne Ausschlag
13	11. 9.	ohne Ausschlag
14	18. 9.	ohne Ausschlag
15	25. 9.	ohne Ausschlag
16	9. 10.	ohne Ausschlag
17	25. 10.	ohne Ausschlag
18	13. 11.	an 3 Tagen Ausschlag am rechten Arm
19	27. 11.	ohne Ausschlag
20	5. 12.	ohne Ausschlag
21	12. 12.	ohne Ausschlag
22	18. 12.	ohne Ausschlag

Bei einem Treffen, im April 1990, erzählte mir die Frau, daß sie seit der letzten Massage im Dezember keinen Ausschlag mehr bekommen hatte.

Einen ähnlichen Massageverlauf erlebte ich bei einem acht Jahre alten Jungen, von dem ich ebenfalls, über einige Jahre des Kontaktes mit seiner Familie, weiß, daß er nach dem Abklingen des Ausschlages und nach der Beendigung der Massagen keinerlei Hautbeschwerden mehr hatte.

Von Auswirkungen der Röntgenstrahlen auf die Fußreflexzonen

Eine, für die Fußreflexzonenmassage interessante und mehrmalige Feststellung, konnte ich nach Röntgenaufnahmen machen.

Beispiel:

Eine Röntgenaufnahme, am Vormittag gemacht, wirkt vermutlich über das vegetative Nervensystem auf die Reflexzone am Fuße und macht diese total schmerzunempfindlich.

Beispiel:

Eine Frau mit zwei gebrochenen Mittelhandknochen wurde am Vormittag ärztlich behandelt und geröntgt. Am Nachmittag des gleichen Tages kommt sie zu mir zur Fußreflexzonenmassage. Die Frau, die während der Massagen immer sehr schmerzempfindlich reagierte, spürte an diesem Nachmittag bei der Massage keine Schmerzen in der Fußreflexzone. Eine Woche später, zur nachfolgenden Behandlung, war die übliche, mir bekannte Empfindlichkeit am Fuße wieder vorhanden.

Als nach einigen Wochen der Gipsverband entfernt wurde, war eine weitere Röntgenaufnahme notwendig. Die Frau kam nach dem Röntgen, wie beim ersten Mal, am gleichen Nachmittag zur Fußreflexzonenmassage, wobei wir die gleiche Feststellung machten wie nach der ersten Röntgenaufnahme: Die Reflexzone war wieder ohne jedes Schmerzempfinden während der Behandlung.

Eine Woche danach war die Schmerzempfindlichkeit in der Reflexzone wieder vorhanden.

Den gleichen Vorgang konnte ich auch bei einer anderen Person nach einer Röntgenaufnahme beobachten.

Die Unempfindlichkeit in den Fußreflexzonen nach einer Röntgenbehandlung ist demnach als ein Zeichen dafür zu werten, daß sich die Strahlungen bis hin zu diesen nervlichen Bereichen, wenn auch nur kurzzeitig, so doch merkbar auswirken.

Schmerzen

Schmerzen müssen nicht immer an der Stelle, an der sie empfunden werden, krankhafte Veränderungen im Körper anzeigen. Sie weisen auch auf das mangelhafte Fließen von Energien an anderer Stelle im Körper hin. Das zeigt sich oft schon in den Reflexzonen an den Füßen und den Händen, über die Schmerzen empfunden werden, die durch ihnen zugeordnete Organe oder Gewebe ausgelöst werden.

In den Armen und Beinen zeigen Schmerzen, öfter als man glaubt, Krankheiten verschiedener Organe an.

Die Beschwerden von Herz und Kreislauf sowie die der Lunge und des Dick- und Dünndarms machen sich immer wieder in den Armen bemerkbar, die der Nieren und Blase, des Magens, der Leber und Galle sowie die der Bauchspeicheldrüse kann man in den Beinen spüren.

Die Schmerzpunkte des Herzens im Arm sind weitgehend bekannt. Im Zusammenhang mit den Erkrankungen des Herzens aller Art wird immer auf sie hingewiesen. Im Gegensatz dazu werden anderen Schmerzzuständen in den Armen und den Schultern, die durch andere Organe ausgelöst werden, bei den normalen medizinischen Behandlungsmethoden und Untersuchungen der Ursache zu wenig oder gar keine Beachtung geschenkt.

In unseren Armen finden wir fünf Energiebahnen, die oft mit Schmerzen oder Druckempfindlichkeit auf die zu ihnen gehörenden Organe hinweisen. Es sind am Daumem die Energiebahn der Lungen und damit die der Bronchien. Am Zeigefinger die des Dickdarms, und am kleinen Finger beginnt die Energiebahn des Dünndarms.Die des Kreislaufes beginnt an der Fingerspitze des Mittelfingers und die allgemein bekannte Energiebahn des Herzens beginnt an der Innenseite des Fingernagels des kleinen Fingers.

Diese Schmerz- bzw. Energiebahnen beginnen alle in den Fingerkuppen und enden bei der Achsel, dem vorderen und hinteren Schulterbereich. Die des Dickdarms zieht sich jedoch über den Hals bis zur Nase hin. Die Beine, die ebenfalls von Energiebahnen durchzogen sind, es sind sechs, werden der Leber und Galle, den Nieren und der Blase, der Milz und der Bauchspeicheldrüse sowie dem Magen zugeordnet. Diese Energiebahnen beginnen in den Zehen und im Mittelfuß. Sie enden in verschiedenen Körperteilen bis hin zum Kopf und werden bei der Ursachenfindung viel zu wenig beachtet.

Wie man mit diesen Energiebahnen bei Schmerzen umgehen sollte, habe ich mit verschiedenen Beispielen bereits geschildert. Es ist nicht so wichtig, ob man beim Suchen der Schmerzpunkte am Anfang oder am Ende eines Meridians beginnt, daß man sie sucht und findet und sie den Organen, zu denen sie gehören, zuordnen kann, das ist wichtig.

Die Behandlungen der Schmerzen in den Energiebahnen sind immer gleicher Art: Massagen in den Reflexzonen am Fuß sowie Wärmeauflagen im Bereich der Organe und Massagen in den Meridianen.

Sollten sich die Beschwerden, über mehrere Behandlungen beobachtet, nicht verändern, so ist mit dem Behandelten darüber zu sprechen, daß er sich mit seinem Hausarzt einmal über das Festgestellte unterhalten sollte, damit er sich der dazu notwendigen ärztlichen Untersuchung unterziehen kann.

Schulter- und Oberarmschmerzen fallen nicht immer in den Behandlungsbereich eines Orthopäden. Bei diesen Beschwerden sollte man, wenn die Methoden des Orthopäden – wie Spritzen oder Einreibungen, Massagen, Fango usw.– nicht zur erwarteten Veränderung führen, einen Arzt für Innere Medizin, wenn eben möglich, einen Gastroenterologen aufsuchen, um die Funktionen der Verdauungs- und Stoffwechselorgane untersuchen und gegebenenfalls behandeln zu lassen. Schulter- und Oberarmschmerzen machen sehr oft auf den Gesundheitszustand des Dünn- und des Dickdarms aufmerksam.

Während meiner Tätigkeit mit der Fußreflexzonenmassage sind mir mehrere derartige Vorkommnisse bekannt geworden. Zwei davon waren bei Frauen, die sich wegen eines Myoms einer Enddarm-Operation unterziehen mußten. Eine dritte Frau mußte sich, etwa zehn Wochen nach dem Beenden der Massagen, wegen eines Darmverschlusses einer Dünndarmoperation unterziehen.

Bei diesen drei Frauen waren, nach eigenen Aussagen, nach der Darmoperation diese Schmerzen im Schulter- und Oberarmbereich nicht mehr zu spüren. Sie erklärten mir unabhängig voneinander, daß sie sich nach ihrer Operation des öfteren an meine Vermutung bezüglich des Darmes erinnert hätten. Die geschilderten Beschwerden im Schulterbereich habe ich sogar vereinzelt bei Verstopfung und hartem Stuhl sowie auch bei häufigerem Durchfall beobachten können.

Reflexe in der Hand

Es gibt verschiedene Aufzeichnungen über Reflexpunkte in der Hand. Sie haben fast immer die gleichen Anordnungen wie sie auch für unsere Füße sind.

Wenn man die Reflexzonen von Hand und Fuß miteinander vergleicht, mag sich manches bestätigen, nicht aber alles.

Vergleicht man aber die Aufzeichnungen der Reflexzonen der Hand der Druckschrift, Nr.0045/77 der Firma »Lomapharm« mit allen anderen Aufzeichnungen von Handreflexzonen, erkennt man kaum noch eine Übereinstimmung. Die Unterschiede sind sehr groß und nicht mit den bekannten Aufzeichnungen in Büchern und Tafeln zu vergleichen.

Ich arbeite bei allen Massagen an der Hand nur nach dieser Druckschrift und stets mit guten Erfahrungen. Meine diesbezüglichen Erkenntnisse gebe ich ständig weiter an die, die von mir behandelt werden. Ich zeige ihnen, wie und wo sie sich bis zum nachfolgenden Termin an den Händen selbst massieren können, um sich in dem erreichten Zustand zu halten, diesen zu bessern oder ihre eigenen Beschwerden zu lindern.

Bei Massagen nach dieser Druckschrift sind in den Organen und Geweben oft sehr deutliche Reaktionen spürbar. Ich habe nur selten jemanden erlebt, der die Massage der Thymusdrüse an der Hand im Brustbereich nicht mitgefühlt hatte.

Erkältungen der oberen Atemwege sind über den Mittelfinger sehr gut zu beeinflussen. Ebenso wirkt diese Massage bei Asthma und Staublunge sehr erleichternd. Die Abhustzeit bei Staublunge hat sich bei einem von mir Behandelten von täglich morgens fast einer Stunde auf fünf bis zehn Minuten reduziert.

Arme und Beine reagieren auf die Massage des kleinen Fingers und des Ringfingers äußerst intensiv. Nierenerkrankte, die sich einer Dialysebehandlung unterziehen müssen, leiden immer wieder sehr unter Krampf in den Beinen. Durch die Massage des Ringfingers ist diese Belastung auf ein Minimum reduzierbar.

Beschwerden in den Armen sind mit Massagen des kleinen Fingers zu lindern.

Der Wirbelsäulenreflex, der sich vom Grundgelenk des Ringfingers zum Ellengelenk des Handgelenks hinzieht, läßt die Wirbelsäule gut reagieren.

Über den Reflexpunkt des Sehnerves konnte ich im Zeitraum von einem Jahr die Sehkraft meiner Tochter von 28 Dioptrien auf 22 Dioptrien verbessern. Diese Besserung hielt mehrere Jahre an, da sie sich später nicht mehr massieren ließ, veränderte sich die Dioptriezahl wieder auf 24 und 25 Dioptrien.

Die Magenpunkte der Hand entlang der Linie am Daumenballen sind sehr entlastend für den Magen und hilfreich auch bei Sodbrennen.

Die Reflexpunkte der Nieren, des Hypothalamus, der Milz und der Hypophyse bei allen Arten von Blutergüssen, Zerrungen, selbst bei Knochenbrüchen über die Hand anmassiert, baut alle Schmerzen und Schwellungen sehr rasch ab.

Wenn nach einer Operation gleich diese Punkte sowie der Reflexbereich, in dem die Operation stattgefunden hat, anmassiert wird, bildet sich fast kein Bluterguß. Ich konnte das bei mir selbst, zweimal erleben und auch mit einem der behandelnden Ärzte darüber sprechen, der sich in den ersten Tagen wiederholt wunderte, daß sich kein Bluterguß bildete.

Gerade diese Erfahrung mit Blutergüssen und Schwellungen nach Unfällen und Operationen habe ich mit gleichen Ergebnissen bei von mir Behandelten mehrmals machen können.

Fußreflexe

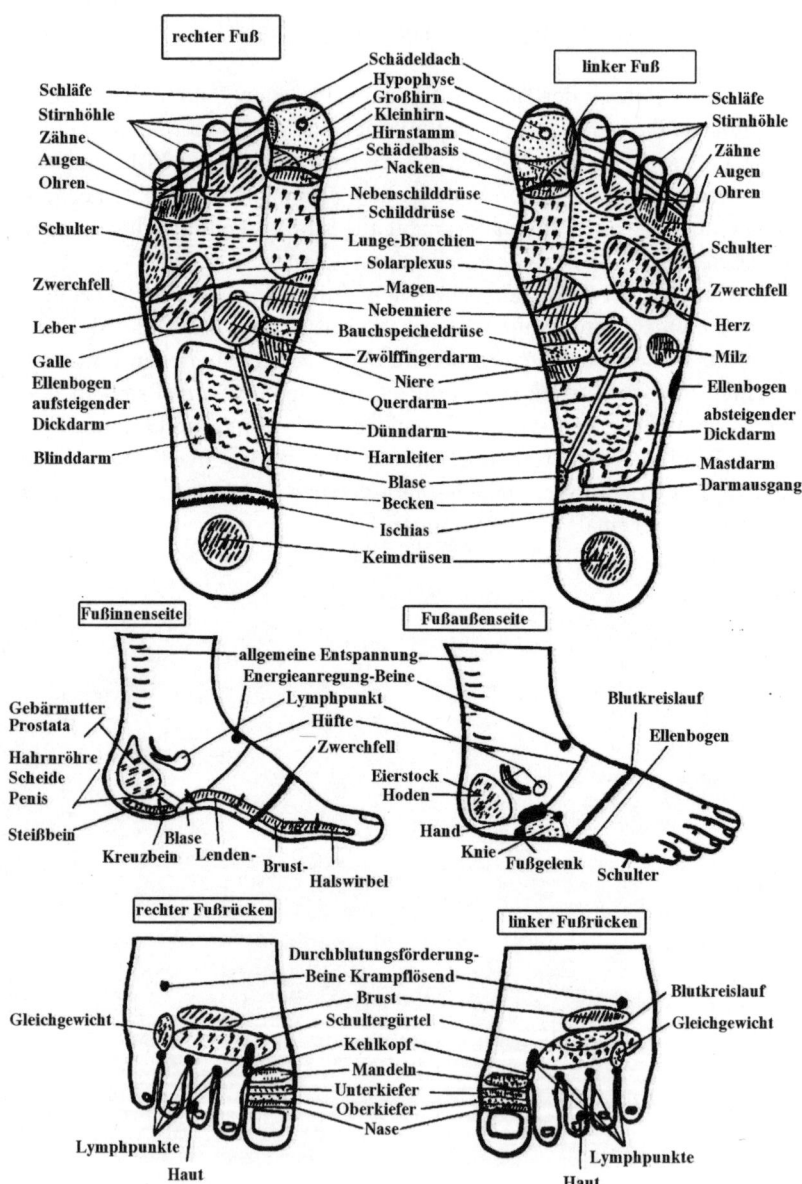

rechter Fuß

linker Fuß

Schädeldach
Hypophyse
Großhirn
Kleinhirn
Hirnstamm
Schädelbasis
Nacken
Nebenschilddrüse
Schilddrüse
Lunge-Bronchien
Solarplexus
Magen
Nebenniere
Bauchspeicheldrüse
Zwölffingerdarm
Niere
Querdarm
Dünndarm
Harnleiter
Blase
Becken
Ischias
Keimdrüsen

Schläfe
Stirnhöhle
Zähne
Augen
Ohren
Schulter
Zwerchfell
Leber
Galle
Ellenbogen
aufsteigender
Dickdarm
Blinddarm

Schläfe
Stirnhöhle
Zähne
Augen
Ohren
Schulter
Zwerchfell
Herz
Milz
Ellenbogen
absteigender
Dickdarm
Mastdarm
Darmausgang

Fußinnenseite

Fußaußenseite

allgemeine Entspannung
Energieanregung-Beine
Lymphpunkt
Hüfte
Zwerchfell
Eierstock
Hoden
Hand
Knie
Fußgelenk
Schulter

Blutkreislauf
Ellenbogen

Gebärmutter
Prostata
Hahnröhre
Scheide
Penis
Steißbein
Blase
Kreuzbein Lenden-
Brust-
Halswirbel

rechter Fußrücken

linker Fußrücken

Durchblutungsförderung-
Beine Krampflösend
Brust
Schultergürtel
Kehlkopf
Mandeln
Unterkiefer
Oberkiefer
Nase

Gleichgewicht

Blutkreislauf
Gleichgewicht

Lymphpunkte

Haut

Lymphpunkte

Haut

Handreflexe *(nach Lomapharm GmbH KG, pharmazeutische Fabrik)*

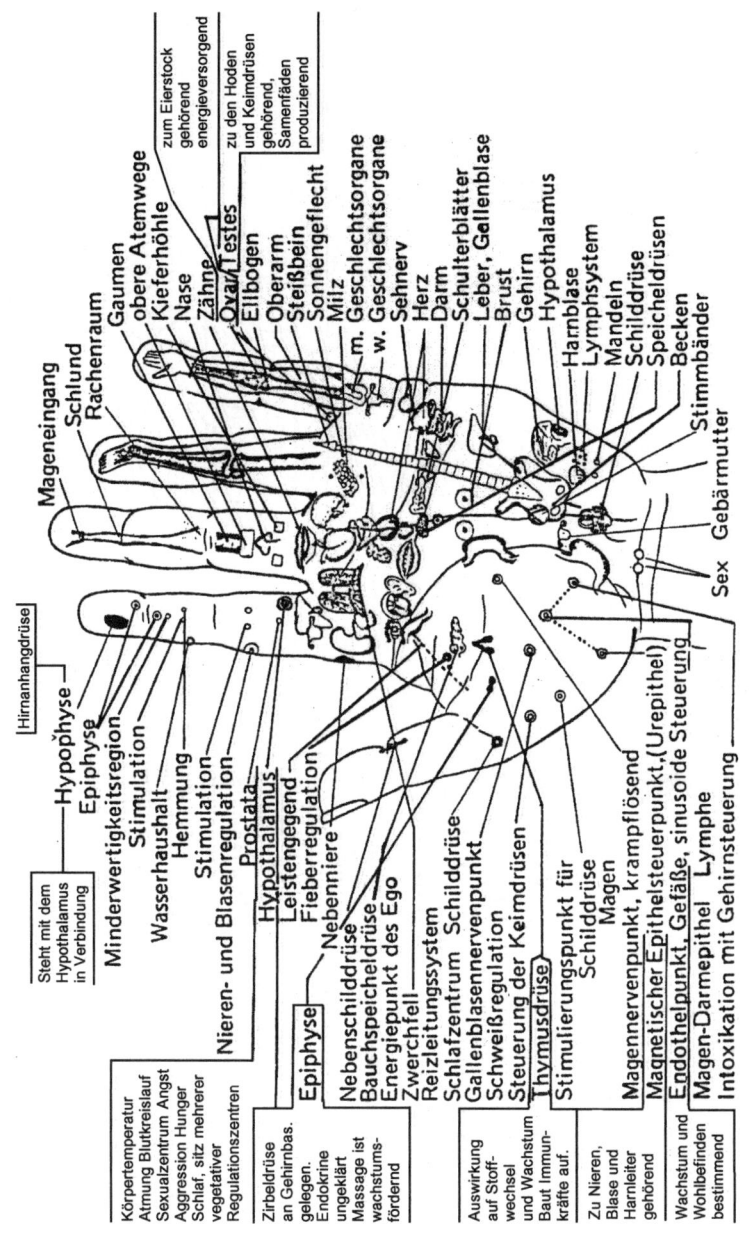

Handreflexe, allgemeine Darstellung

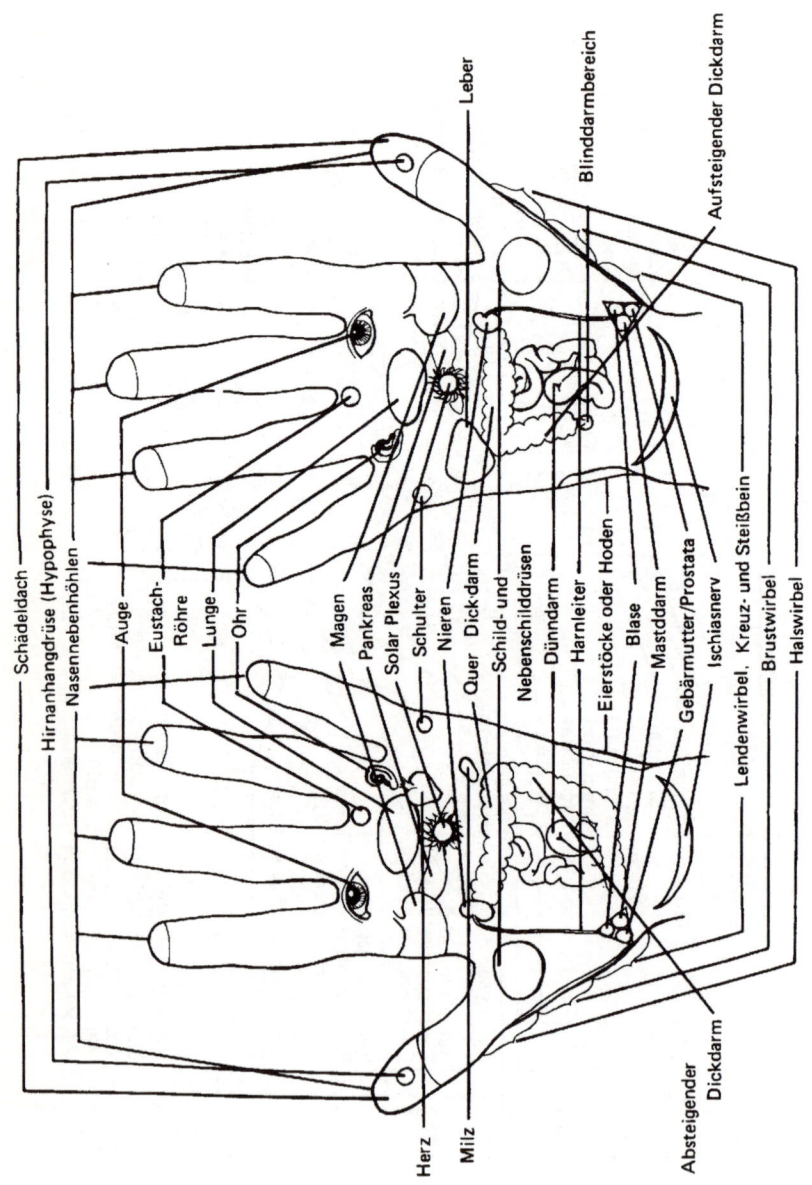

94

Der Maßwert »CUN«

Der chinesische Maßwert »CUN« hat in der Lehre der Akupunktur seine vom Körper her festgesetzte Länge. Sie gilt als anatomisch gegeben. Von daher hat jeder Mensch sein eigenes »CUN«, was immer wieder zu ermitteln ist. Dazu legt man die Fingerspitze des Mittelfingers an das Gelenk des ersten Daumengliedes. Jetzt mißt man die Länge zwischen den beiden sichtbaren Faltenenden des Mittelfingers. Diese Länge zeigt das persönliche »CUN« (Maß) von Akupunkturpunkt zu Akupunkturpunkt an, mit dem gemessen werden sollte. Es ist für alle Meridiane dieses einen Körpers bindend und nicht auf einen anderen Menschen übertragbar.

Außer diesem Maß »CUN« gibt es noch das Maß »FEN«, es entspricht einem Zehntel des Maßes »CUN«. Es kommt aber für unsere Tätigkeit kaum in Betracht.

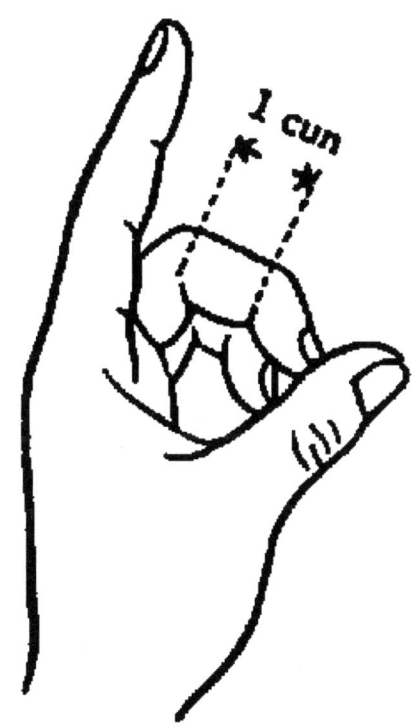

Der Herzmeridian

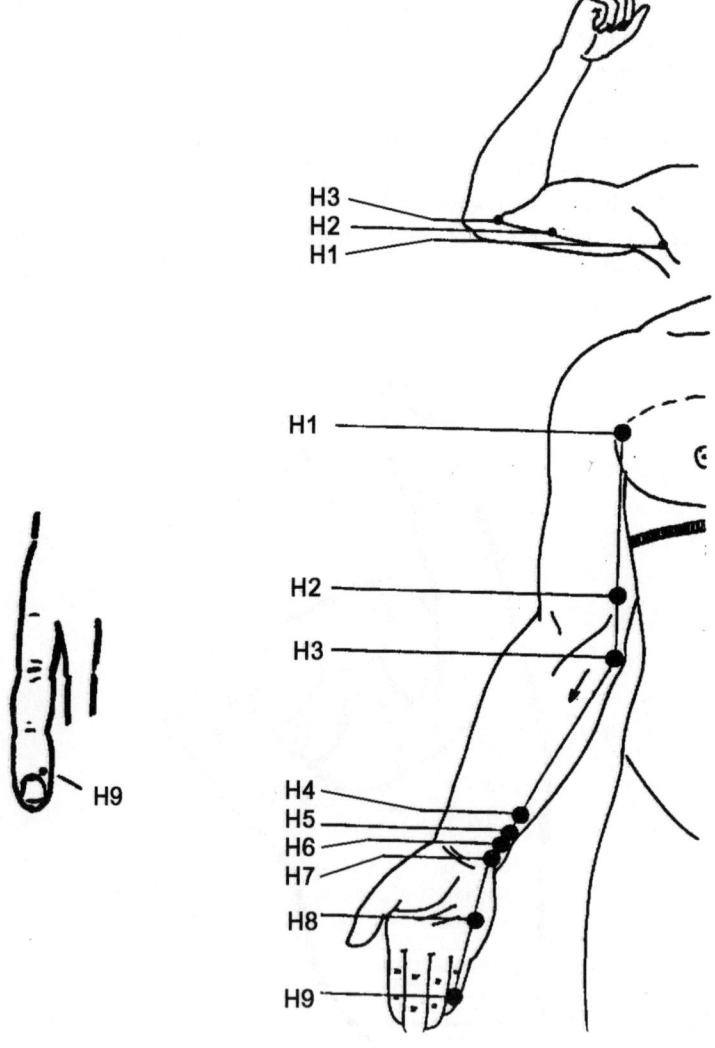

H1   in der Achselhöhle liegend direkt an der Pulsationsstelle der Axillar-Arterie

H3   am medialen Ende der Ellenbogengelenksfalte beim Beugen des Armes

H4   3 CUN oberhalb von H7, über der Handgelenksfurche

H5   2 CUN oberhalb von H7, über der Handgelenksfurche

H6   1 CUN über der Handgelenksfurche

H7   an der Handgelenksfurche zwischen den Sehnen zu dem knochigen Vorsprung an der Außenseite der Handfläche.
(Wenn man eine Faust macht und die Hand einwärts biegt, zeigt sich dort H7 als eine kleine Vertiefung)

H8   beim Schließen der Faust, zwischen den Fingerspitzen des vierten und fünften Fingers

H9   an der inneren Nagelecke des kleinen Fingers

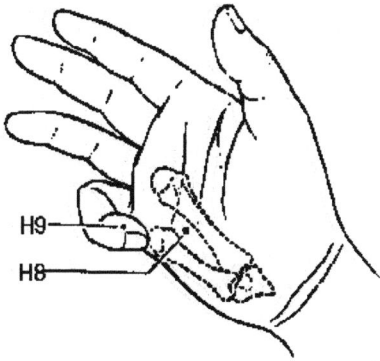

Das Herz ist hauptverantwortlich für den Energiekreislauf im gesamten Körper. Es wird schon immer als das wichtigste Organ des Körpers angesehen und ist von der Volksweisheit her für vieles maßgebend. Die Redewendungen wie: an das Herz gewachsen, ein weiches Herz, ein großes, ein mutiges Herz oder das Herz am rechten Fleck, hartherzig usw. zeigen uns die Bedeutung, die dem Herzen schon immer beigemessen wurde. Von daher wird wahrscheinlich auch immer den Schmerzen im linken Arm, in der Energiebahn des Herzens, ein höherer Stellenwert zuerkannt als den Schmerzen anderer Organe, die sich in ihren Energiebahnen, die die Arme durchziehen, bemerkbar machen.

Schmerzen im Arm, die vom Herzen ausgehende Beschwerden anzeigen, kann man vom kleinen Finger an, den Arm hoch bis zur seitlichen Achselhöhle, erfühlen und ertasten. An der Innenseite des kleinen Fingers, an der unteren Nagelkante, endet der Herzmeridian, als H9 bezeichnet. Er ist ein sehr intensiver Behandlungspunkt bei allen Herzbeschwerden.

Bei Schmerzen im Arm, die man im Herzmeridian feststellt, sollte man mit der Massage am kleinen Finger beginnen und sie über den ganzen Arm ausdehnen. Zudem sollte man den wichtigsten Punkt für das Herz, an der Hand, zwischen den Gelenken des Zeige- und des Mittelfingers an der rechten und der linken Hand, mit einem stärkeren Druck massieren.

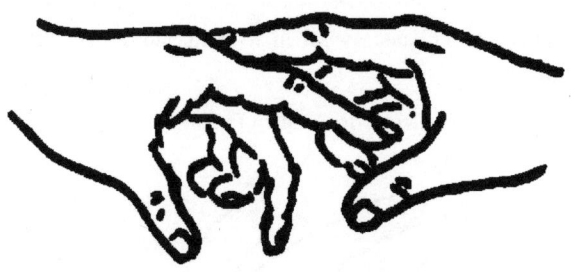

Diesen Punkt sollte man dem Behandelten unbedingt zeigen und erklären, damit er sich an dieser Stelle täglich selbst massieren kann. Der angewande Druck sollte einen spürbaren Schmerz an den Fingergelenken auslösen. Diese Massage ist sehr hilfreich nach einem Herzinfarkt und bei allen Arten von Herzbeschwerden wie Stiche, Druck, Atemnot, usw. Sie regt die Durchblutung der Herzkranzgefäße an und versorgt das Herz verstärkt mit Sauerstoff. Sie kann, bei einem Herzanfall ausgeführt, lebenserhaltend sein bis ein Arzt eintrifft. Zudem sollte man bei allen Herzerkrankungen immer wieder im Wirbelsäulenreflex am Fuße den Bereich des zweiten Brustwirbels beobachten. Dort zeigt sich sehr oft eine punktförmige leicht rötliche bis stark rote Verfärbung, die nur bei schwereren Stöungen im Herzbereich sichtbar wird. Die Größe kann von einem bis zu zwanzig Millimeter groß sein.

Der Kreislauf-Sexual-Meridian

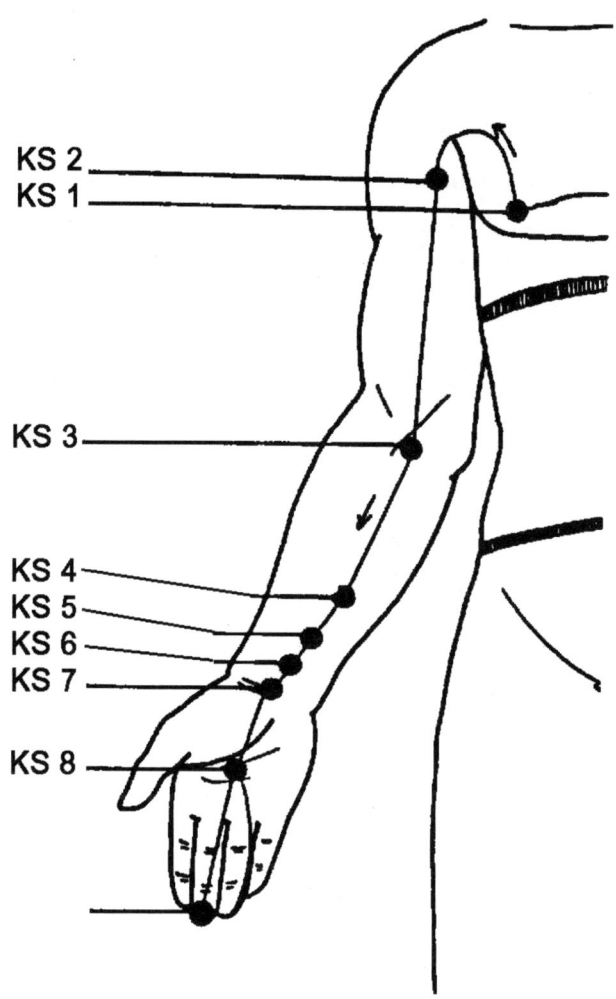

KS 2
KS 1

KS 3

KS 4
KS 5
KS 6
KS 7

KS 8

KS 1   1 CUN seitlich der Brustwarze zur Achsel hin

KS 2   etwas über Punkt 1, im Muskel des Oberarmes

KS 3   in der Mitte der Ellenbeuge

KS 4   in der Mitte des Unterarmes

KS 5   3 CUN oberhalb der Handgelenksfalte, zwischen den Sehnen im Beuge-
        muskel

KS 6   2 CUN oberhalb der Handgelenksfalte, wie bei KS 5

KS 7   mitten in der Handgelenksfalte zwischen den Sehnen

KS 8   zwischen dem Mittel- und Ringfinger in der Handinnenfläche, dort wo der
        Mittelfinger beim Beugen auf die Hand aufkommt

KS 9   an der Spitze des Mittelfingers

Kreislauferkrankungen deuten sich ebenfalls immer wieder im Kreislauf-
Sexual-Meridian, in den Armen und besonders in der Fingerspitze des
Mittelfingers mit Schmerzen an. Niederer oder zu hoher Blutdruck,
Schwindelgefühl und Gleichgewichtsstörungen lösen meistens diese
Beschwerden in den Armen und den Mittelfinger aus.

Die aufgezeichneten Punkte, besonders KS 6 und KS 7, die stark
aktivierend sind, sollten dann mit leichtem Druck, aber intensiv massiert
werden.

Der Lungen-Meridian

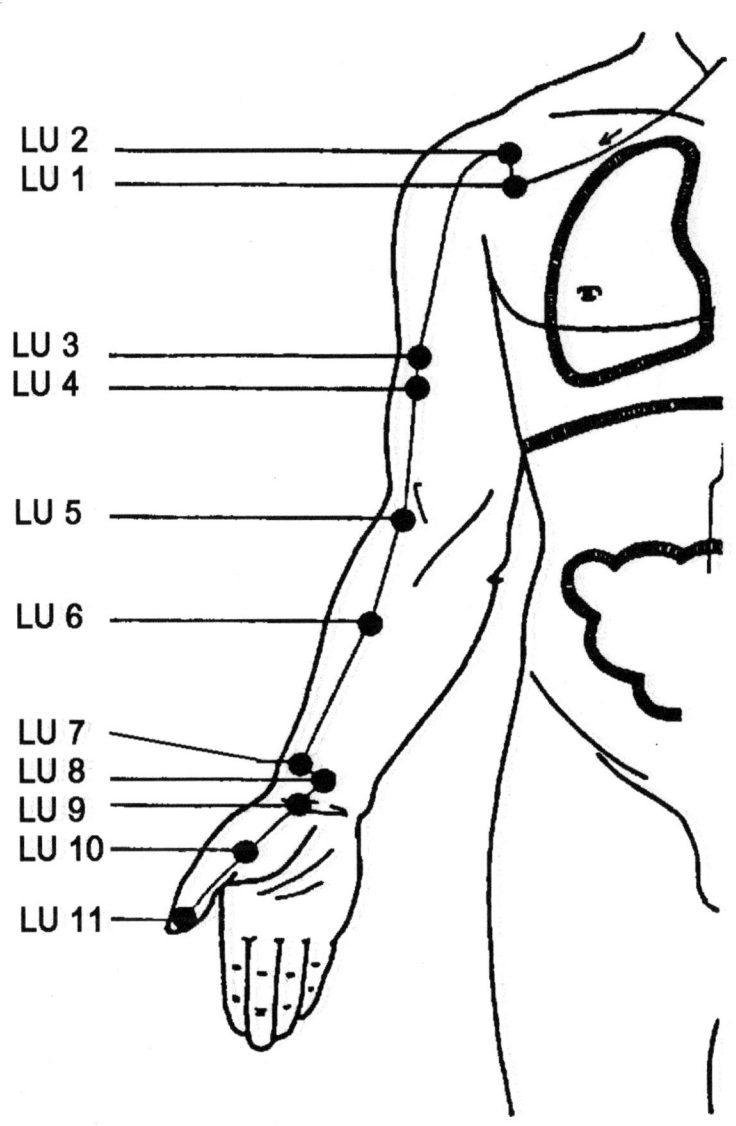

LU 2
LU 1
LU 3
LU 4
LU 5
LU 6
LU 7
LU 8
LU 9
LU 10
LU 11

LU 1 der Punkt ist zwischen der ersten und zweiten Rippe, zweieinhalb CUN
unterhalb des Schlüsselbeines

LU 2 über Punkt LU 1 zwei CUN an der Unterkante des Schlüsselbeines

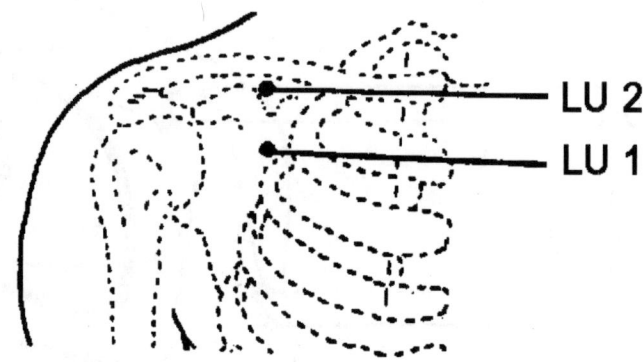

LU 3 drei CUN seitlich der Achselfalte, am unteren Bizepsrand

LU 4 ein CUN tiefer

LU 5 in der Ellenbogenfalte, seitlich von der Sehne, wenn man eine Faust macht
und dabei den Arm beugt, ist LU 5in der sich bildenden Falte

LU 6 zwei CUN unter LU 5

LU 7 wenn man den Daumen und den Zeigefinger spreizt und die andere Hand in
diese Spreizung legt, erreicht der Zeigefinger den Punkt oberhalb der Handgelenksfalte

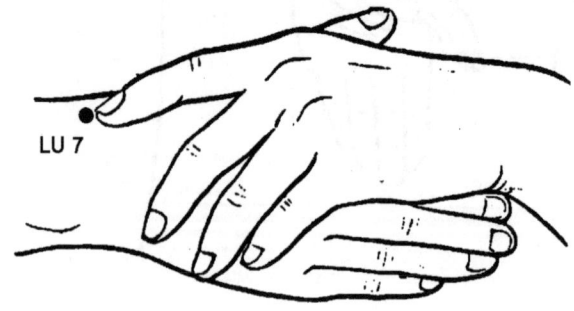

LU 8   in der Mitte des Handgelenkes, auf der zweiten Handgelenksfalte

LU 9   eine Faust machen und das Handgelenk beugen, dann ist er in der ersten
        Falte des Handgelenkes an der Daumenseite, wo man einen leichten Puls
        fühlen kann

LU 10   in der Mulde unter dem zweiten Daumengelenk

LU 11   an der Außenseite des Daumens, dicht bei der Nagelwurzel

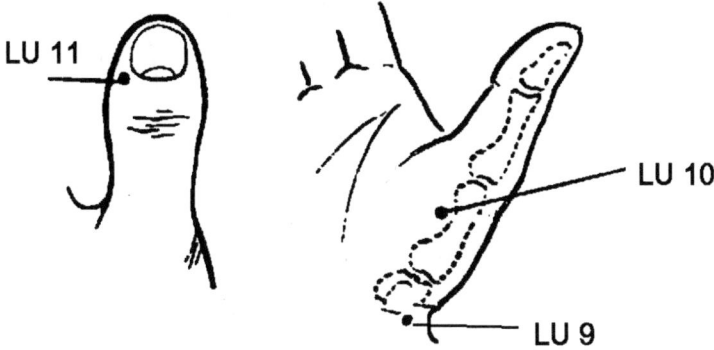

Für den Lungenmeridian gilt die gleiche Beschreibung wie für den Herz-,
Kreislauf-, Sexual-, Dünndarm- und Dickdarm-Meridian. Um die Ursache
des Schmerzes in Schulter und Arm zu erkennen, muß man wie bereits
beschrieben vorgehen.

Der Schmerz in Arm und Schulter, der durch die Bronchien oder sonstige
Beschwerden der Lunge ausgelöst wird, ist durch Massagen oder Bestrahlungen und der gleichen Behandlungen von Arm und Schulter so gut wie
nicht abzubauen, das geht nur über die Behandlung des Lungenmeridians
oder der Lunge selbst.

Der Magen-Meridian

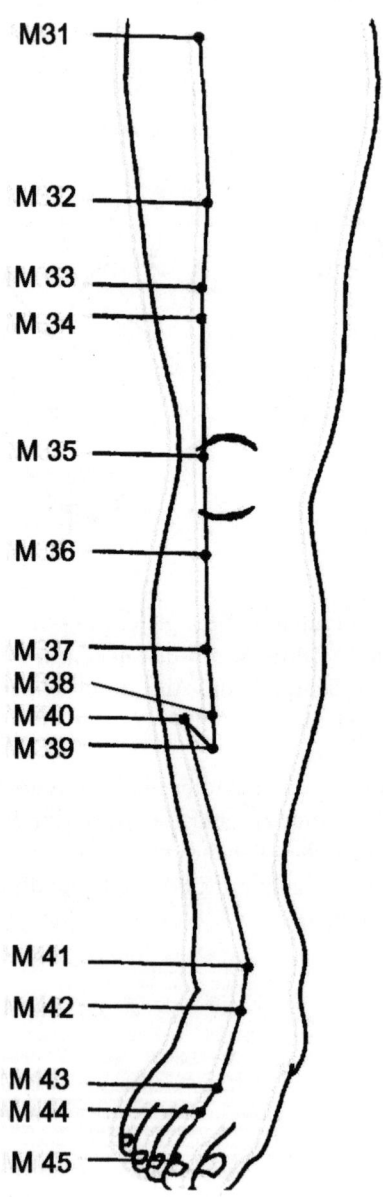

M31
M 32
M 33
M 34
M 35
M 36
M 37
M 38
M 40
M 39
M 41
M 42
M 43
M 44
M 45

M 32 wenn man das Knie anwinkelt und den Handballen auf die Kniescheibe drückt, dabei die ausgesteckte Hand auf den Oberschenkel legt, berührt man mit der Fingerspitze des Mittelfingers den Akupunkturpunkt M32

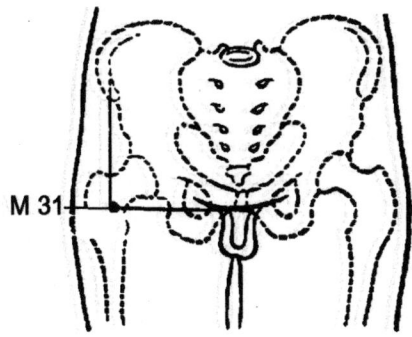

M 34 zwei CUN über der oberen Kante der Kniescheibe, in der sich dort zeigenden Mulde

M 36 wenn man den Zeigefinger und den Mittelfinger an die Unterkante der Kniescheibe anlegt, berührt der Mittelfinger den Akupunkturpunkt

M 41 in der Mitte des vorderen Sprunggelenkes, zwischen den Sehnen

M 44 Zwischen der 2. und 3. Zehe, in der Vertiefung bei dem zweiten Zehenknochen

M 45 an der seitlichen, hinteren Nagelecke der zweiten Zehe

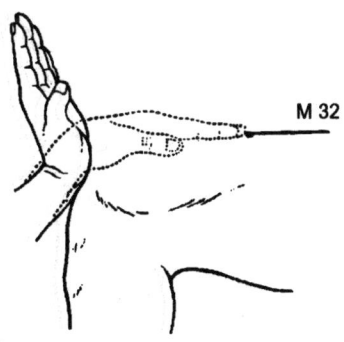

Der Magenmeridian beginnt unterhalb des Auges und zieht sich über den ganzen Körper bis zur zweiten Zehe hin. Bei der Fußreflexzonenmassage ist der Bereich des Beines der Teil, der besonders beachtet werden sollte.

Magenleiden deuten sich sehr oft mit Schmerzen in den Beinen, das heißt im Magenmeridian, an. Diese können in den Leisten beginnen und sich über den vorderen Oberschenkel, seitlich an der Kniescheibe vorbei, entlang der Außenseite des Schienbeines, über die Sehnen des Fußgelenkes bis zur äußeren Ecke des Zehennagels der zweiten Zehe hinziehen. In der Zehe deutet der Schmerz besonders intensiv auf den Magen hin.

Die Behandlung sollte die Fußreflexzonenmassage sein, wobei man die Bereiche des Magens, der Bauchspeicheldrüse, der Leber und Galle sowie die der Därme, also des gesamten Verdauungsbereiches, etwas intensiver massieren sollte. Die Akupunkturpunkte, vom Fuße her das ganze Bein hoch massiert, sind ebenfalls immer wieder sehr entlastend. Eine spürbare Verringerung der Schmerzen sollte sich nach wenigen Massagen in den Beinen schon zeigen. Geschieht das nicht, sollte der Behandelte seinen Arzt unterrichten, um sich einer Magenuntersuchung zu unterziehen.

Ich möchte noch einmal darauf aufmerksam machen, daß bei derartigen Schmerzen im Bereich der Meridiane, das Organ mit Schmerzen nicht unbedingt oder ebenfalls reagieren muß.

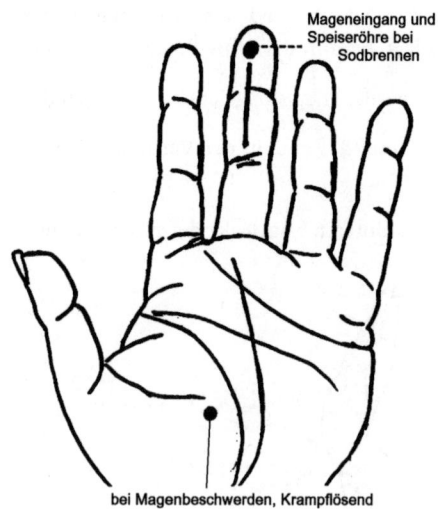

Mageneingang und
Speiseröhre bei
Sodbrennen

bei Magenbeschwerden, Krampflösend

Diese zwei Massagepunkte sollte man bei allen Magenleiden zwei- bis dreimal täglich jeweils dreißig Sekunden lang anmassieren.

Der Dünndarm-Meridian

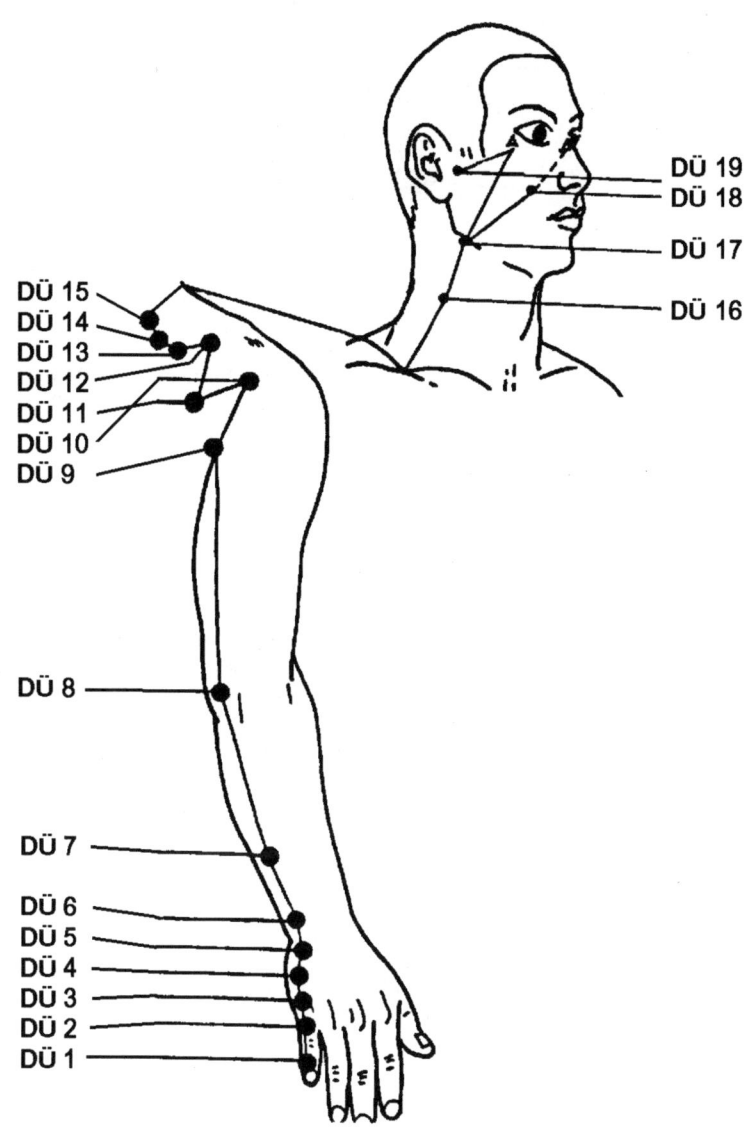

DÜ 19
DÜ 18
DÜ 17
DÜ 16
DÜ 15
DÜ 14
DÜ 13
DÜ 12
DÜ 11
DÜ 10
DÜ 9
DÜ 8
DÜ 7
DÜ 6
DÜ 5
DÜ 4
DÜ 3
DÜ 2
DÜ 1

DÜ 1   am äußeren Nagelwinkel des kleinen Fingers

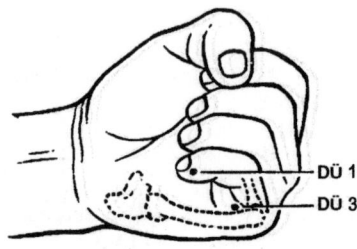

DÜ 2   in der Mulde vor dem ersten Fingergelenk

DÜ 3   in der Falte die hinter dem kleinen Finger erscheint, wenn man eine Faust
macht

DÜ 4   an der Außenseite des Handgelenks, in einer Vertiefung des Mittelhand-
knochens

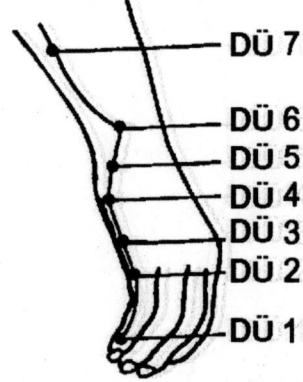

DÜ 5   seitlich am Handgelenk, in der Vertiefung

DÜ 6   in der Vertiefung hinter dem Ellengelenk, seitlich

DÜ 7   an der Außenseite des Unterarmes, in der Mitte zwischen Handgelenk und
Ellenbogengelenk

DÜ 8   am Muskelansatz am Ellenbogengelenk in der Vertiefung

DÜ 9   am Oberarm am Auslauf der Achsel

DÜ 10 über der Achsel, am Schulterblatt

DÜ 11 auf der horizontalen Linie zwischen dem 4. und 5. Brustwirbel

DÜ 14 auf der Verbindungslinie zwischen DÜ 9 - 10 und dem zweiten Brustwir-
beldorn, in einer Vertiefung

DÜ 15 in der Verlängerung wie bei DÜ 14 beschrieben

Schulterschmerzen, im besonderen die im Bereich der Schulterblätter,
machen sehr oft auf den Dünndarm aufmerksam. Es sind die Schmerzen,
die sich durch Behandlungen wie Spritzen, Einreibungen oder Massagen
und Bestrahlungen usw. nicht verändern lassen.

Suchen Sie die Schmerzpunkte und vergleichen Sie diese mit den Aufzeichnungen des Dünndarm-Meridians. Massieren Sie dieselben sowie die
Reflexzonen des Dünndarms.

**Wenn sich die Schmerzen nicht verändern, muß der Behandelte
sich darüber mit seinem Hausarzt unterhalten, damit er den Dünndarm durch einen Facharzt untersuchen läßt.**

Der Dickdarm-Meridian

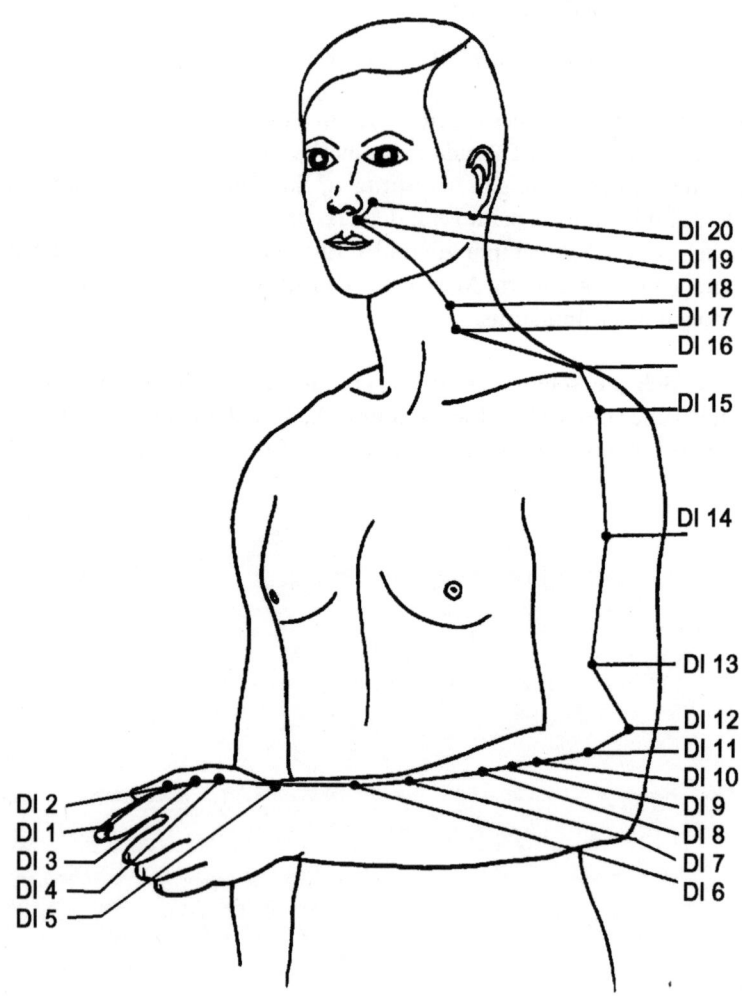

DI 20
DI 19
DI 18
DI 17
DI 16

DI 15

DI 14

DI 13

DI 12
DI 11
DI 10
DI 9
DI 8
DI 7
DI 6

DI 2
DI 1
DI 3
DI 4
DI 5

DI 1   an der Daumenseite des Zeigefingers, seitwärts von der Nagelbasis.

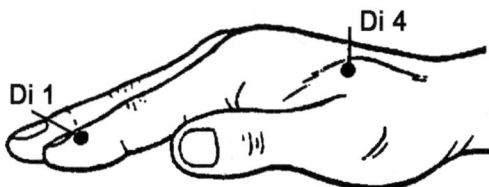

DI 4   in der Mitte der Mulde, zwischen dem 1. und 2. Mittelhandknochen.

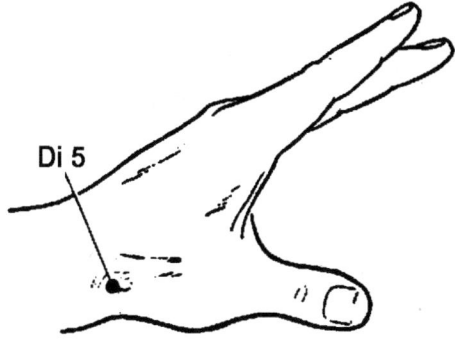

DI 7   in der Mitte zwischen der Handgelenk- und der Ellenbogenfalte (bei geschlossener Faust und Auswärtsdrehung des Unterarms, ist er leicht fühlbar)

DI 10 bei angewinkeltem Unterarm, etwa 2 CUN von der Ellenbogenfalte entfernt ertastbar

DI 11 wie bei DI 10, der Punkt ist am Ende der Ellenbogenfalte an der Außenseite ertastbar

DI 15 in der Vertiefung an der Außenseite des Schulterblattes. Wenn die Person den gebeugten Arm in einem Winkel von 90 Grad vom Körper anhebt, ist diese leicht zu sehen.

DI 16 am äußeren Ende in der Mulde, zwischen Schlüsselbein und dem Schulterblatt

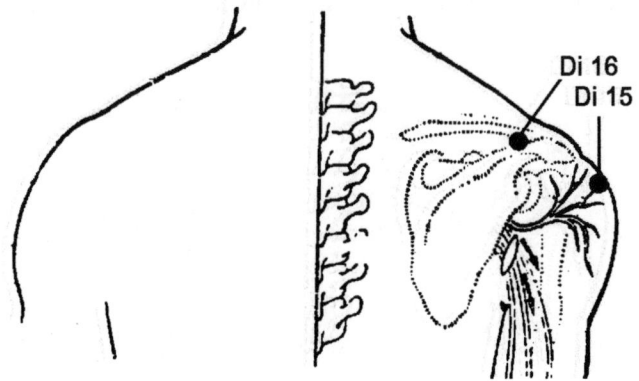

DI 17 seitlich am Hals in der Höhe des Kehlkopfes

DI 18 wie DI 17, ein CUN höher, über dem Kehlkopf

DI 19 und DI 20 unter und seitlich des Ansatzes des Nasenflügels

Für den Dickdarm gilt im großen und ganzen das Gleiche wie für den Dünndarm. Von der Nagelkante des Zeigefingers, seitlich zum Daumen hin, über das Handgelenk, den Arm hoch zur Schulter und zum Hals bis hin zur Nase kann man den Dickdarm-Meridian ertasten.Sollte im Dickdarm eine Störung sein, fühlt er sich für den Behandelten unangenehm oder schmerzhaft an. Durch das Ertasten und Drücken der Meridianpunkte stellt man die Schmerzempfindlichkeit des Armes fest. Mit leichtem Massieren derselben kann man dem Behandelten fast immer Erleichterungen im Arm verschaffen.

Nach einigen derartigen Behandlungen sollten die Schmerzen im Arm und besonders in der Schulter zurückgegangen sein, um sich ganz zu verlieren. Ist dieses jedoch nicht der Fall, sollte man den Behandelten darauf aufmerksam machen, daß er mit seinem Hausarzt darüber spricht, um sich einer Dickdarmuntersuchung zu unterziehen.

Bei Schmerzen im Arm und in der Schulter, die auf den Dick- bzw. Dünndarm hinweisen,sind ebenfalls die Reflexzonen dieser Bereiche druckempfindlich, oder es sind fühlbare Verhärtungen und Verkrampfungen zu ertasten, die mit intensiven Massagen am Fuße behandelt werden sollten.

Der Milz-Pankreas-Meridian

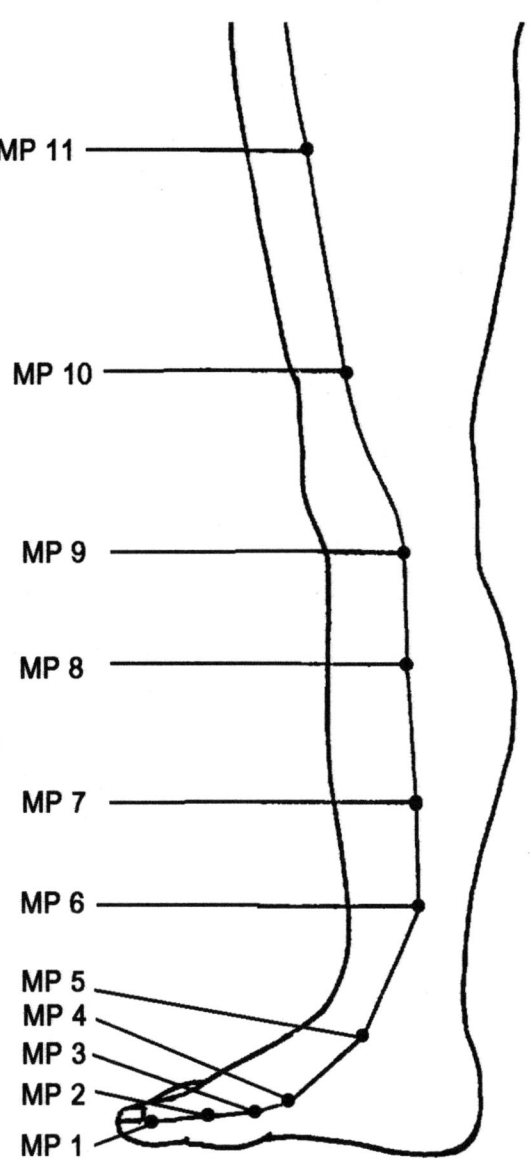

MP 11

MP 10

MP 9

MP 8

MP 7

MP 6

MP 5
MP 4
MP 3
MP 2
MP 1

MP 1   an der Außenseite der großen Zehe, dicht an der Nagelecke

MP 2   an der Außenseite der großen Zehe, am Ende der Gelenksfalte

MP 3   in der Mitte des Zehenballens, in einem Grübchen, dicht hinter dem Groß-
zehengrundgelenk

MP 4   am mittleren Rand des ersten Mittelfußknochens, an der Innenseite des
Fußes

MP 5   in der Mulde vor dem Fußgelenk des Schienbeines

MP 6   drei CUN über der Spitze des Gelenkknochens, am hinteren Rande des
Schienbeines

MP 7   am hinteren Rande in der Mitte des Schienbeines in einer
Mulde, drei CUN über MP 6

MP 8   vier CUN über MP 7, am inneren Knochen des Schienbeines, in einer
Mulde

MP 9   an der Innenseite des Kniegelenkes

MP 10 wenn Sie den Behandelten, das Knie sitzend, im Winkel von 90 Grad beugen
lassen und Sie die Mitte ihrer Handfläche auf die Mitte seiner Kniescheibe
legen, wird die Spitze Ihres Daumens MP 10 oberhalb der inneren Kniescheibe berühren

MP 11 in der Mitte des seitlichen Oberschenkels, sechs CUN über MP 10

Beschwerden der Milz und der Bauchspeicheldrüse können sich in den
Energiepunkten dieses Meridians ebenfalls bemerkbar machen. Man verfährt
bei der Behandlung derselben wie jetzt schon wiederholt beschrieben.
Unterstützend kann eine Behandlung mit Wärme im Bereich der Milz sein,
so daß die Schmerzen in den Beinen zurückgehen.

Der Gallenblasen-Meridian

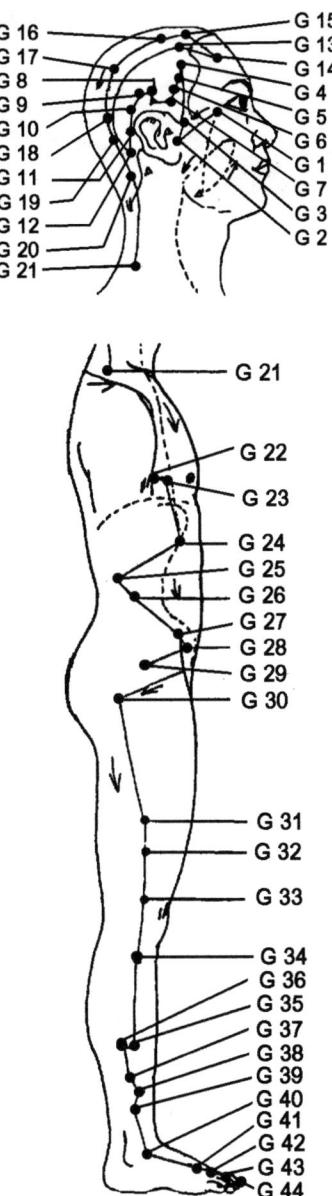

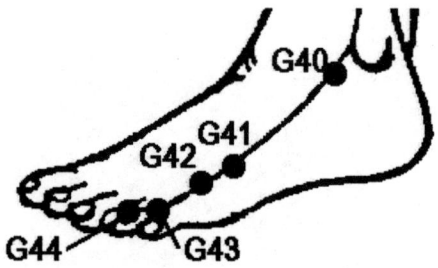

G 30   in der großen Vertiefung auf der Hüfte

G 31   an der Seite des Oberschenkels,an der Spitze des Mittelfingers, wenn der Arm gerade herabhängt

G 34   unter der Kniescheibe, etwas an der Seite

G 37   fünf CUN über dem Gelenkknochen des Wadenbeines

G 43   zwischen der 4. und 5. Zehe, in der Vertiefung zwischen den Zehengelenken

G 44   am äußeren Nagelwinkel der 4. Zehe

Der Gallenmeridian reagiert, im Vergleich mit den andern Meridianen, besonders stark und oft über seine gesamte Länge.

Dieser beginnt am Augenwinkel, zieht seitlich über den Kopf bis in die Stirne, über den Nacken und wieder seitlich über den Körper und das Bein bis zur zweiten Zehe hin.

Die Galle macht sich bei einer Erkrankung in diesen Bereichen immer wieder mehr oder weniger bemerkbar, wobei migräneartige Kopfschmerzen entstehen können. Selbst in den Füßen können von den vierten Zehen ausgehend solche Schmerzen entstehen, die sich über den gesamten Fuß ausdehnen.

Die Schmerzen der Galle in den Beinen ziehen sich über die Hüfte, an der Außenseite der Beine herunter bis zur vierten Zehe. Heiße Auflagen im Leber-Gallenbereich befreien sehr oft schon die Beine, besonders aber die Füße von diesen quälenden Schmerzen. Die weiteren Behandlungen sollten so sein, wie sie wiederholt beschrieben wurden.

Der Leber-Meridian

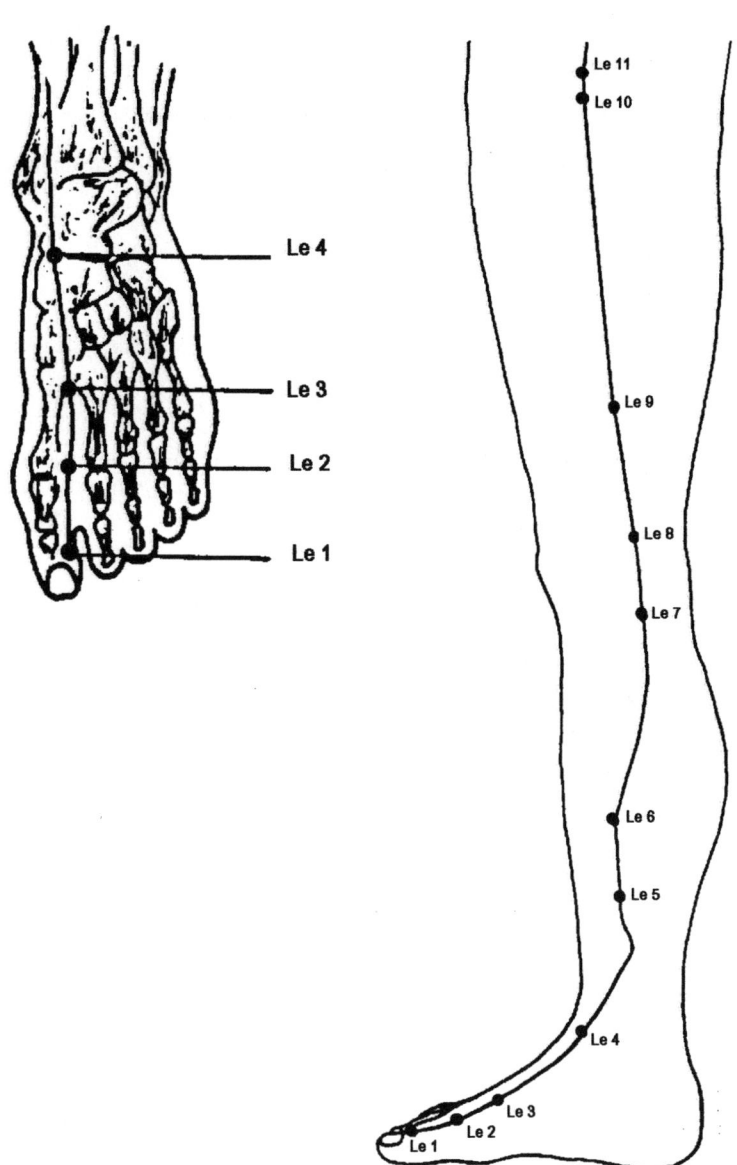

Le 4

Le 3

Le 2

Le 1

Le 11
Le 10

Le 9

Le 8

Le 7

Le 6

Le 5

Le 4

Le 3
Le 2
Le 1

LE 1 an der Nagelecke der großen Zehe, zur zweiten Zehe hin

LE 2 in der Vertiefung zwischen der ersten und zweiten Zehe an den Grundgelenken

LE 3 gerade über der Vertiefung zwischen dem ersten und zweiten Mittelfußknochen

LE 4 etwas über dem Gelenkknochen des Schienbeines, dicht bei den Sehnen

LE 5 fünf CUN oberhalb des inneren Gelenkknochens, auf der Innenfläche des Schienbeines

LE 7 ein CUN unter der Mitte des inneren Kniegelenkes

LE 8 ein CUN über der Mitte des inneren Kniegelenkes

LE 11 ein und einhalb CUN unter der Leistenfalte, in der Mitte der Innenseite des Oberschenkels

Der Lebermeridian geht an der Innenseite der Beine hinauf von der großen Zehe aus. Dort beginnt er an der Nagelecke zur zweiten Zehe hin.

Für ihn gilt die gleiche Beschreibung der Behandlung wie für den Gallen-Meridian.

Der Blasen-Meridian

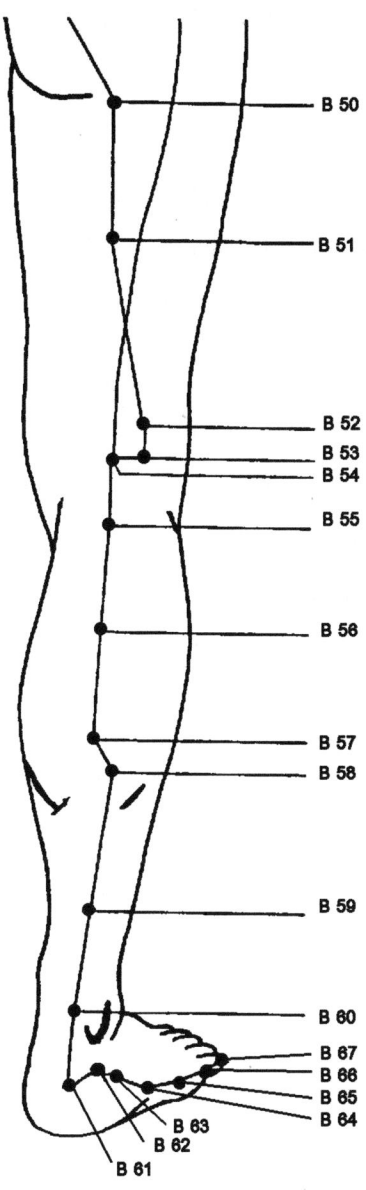

B 50   am Ende der Falte, im Oberschenkel

B 51   in der Mitte des Oberschenkels, vier CUN unter B 50

B 52   ein CUN über der Mitte der Kniekehle, ein CUN zur Außenseite des Beines zu, an der Sehne

B 53   ein CUN unter B 52

B 54   ein CUN seitlich zur Mitte von B 53

B 55   zwei CUN unter B 54, in der Mulde des Wadenmuskels

B 56   drei CUN unter B 55, in der Mitte des Wadenmuskels

B 57   drei CUN unter B 56 (B 53 bis 57 befinden sich auf einer senkrechten Linie, von der Kniekehle über die Waden zur Ferse hin)

B 58   sieben CUN über dem Gelenkknochen des Wadenbeines, am Außenfuß

B 59   drei CUN über dem Gelenkknochen

B 60   am oberen Rande des Fersenbeines, zwischen der Spitze des äußeren Knöchels und der Achillessehne

B 61   an der äußeren Kante des Fersenbeines
(B 58 bis B 61 befinden sich auf einer Linie zueinander)

B 62   ein halbes CUN unterhalb des äußeren Knöchels, in der Vertiefung

B 64   am äußeren Fußrand, hinter dem Vorsprung seitlich am Fuß

B 65   in der Vertiefung des Mittelfußknochens, am Ende des Grundgelenkes der fünften Zehe

B 66   am Ende des zweiten Zehengelenkes der fünften Zehe

B 67   an der Außenseite der kleinen Zehe, an der unteren Ecke des Zehennagels

Bei Störungen im Blasenbereich zeigen sich Schmerzen im hinteren Oberschenkel, den Waden und seitlich im Außenfuß bis hin zur kleinen Zehe. Sehr häufig sind Schmerzen in den Knien, die von Flüssigkeitsansammlungen und den damit verbundenen Schwellungen ausgelöst werden. Erleichterungen bringen Nieren- und Blasentee. Wärmeauflagen im Nieren- und Blasenbereich. Besonders bei Schmerzen im Fuße sind leichte Massagen der Akupunkturpunkte an den Beinen und eine anschließende Fußreflexzonenmassage sehr angebracht.

Sollte aber nach einigen Behandlungen keine Besserung eintreten, muß mit dem Hausarzt gesprochen werden, so daß eine entsprechende Untersuchung ausgeführt und die notwendige Diagnose erstellt wird.

Der Nieren-Meridian

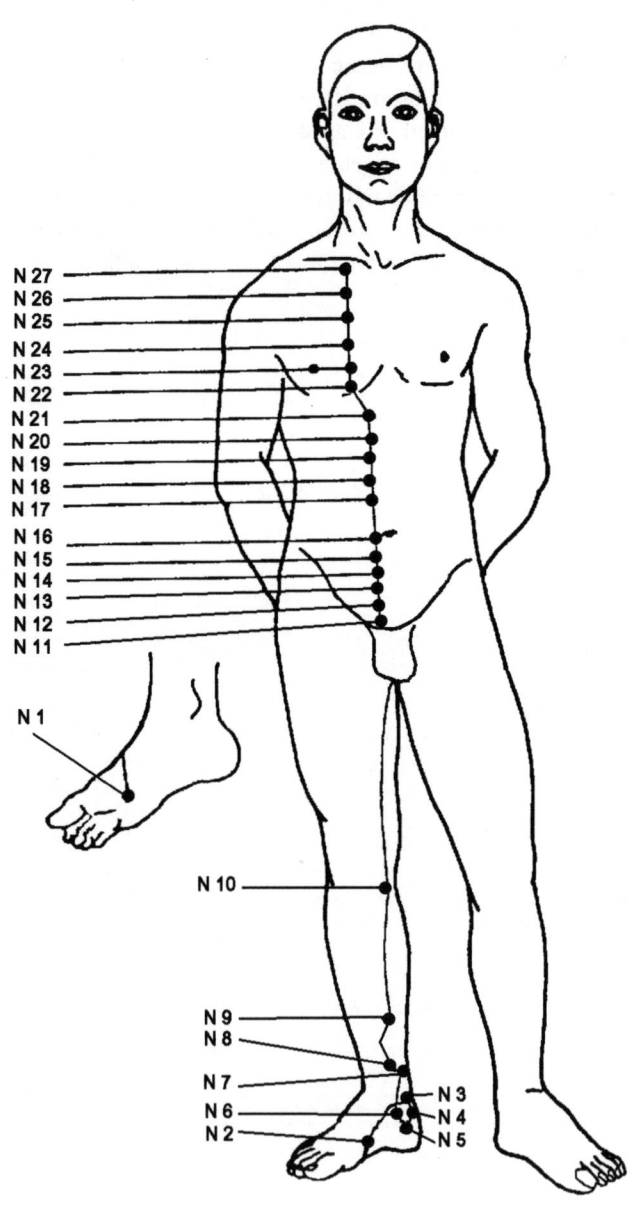

N 1   in der Mitte der Fußsohle
        (Wenn man die Zehen stark zusammenzieht ist N 1 in der Grube hinter
        dem zweiten Mittelfußknochen)

N 2   seitlich am Fuß, unter dem 2. Mittelfußknochen

N 3   an der Innenseite des Fersenbeins, in der Mitte zwischen Fersenbein und
        Achillessehne

N 4   an der Achillessehne, ein CUN unter N 3

N 5   ein CUN unter N 4, in der Vertiefung vor dem Fersenbein

N 6   in der Vertiefung direkt unter dem Gelenkknochen

N 7   zwei CUN über N 3 am vorderen Rand der Achillessehne

N 8   zwei CUN über N 3, ein CUN vor N 7

N 9   fünf CUN über N 3, hinter dem Schienbein

N 10   am mittleren Ende der Kniekehlfalte

Der Nierenmeridian ist eine Energiebahn, über die sich sehr früh schon
Erkrankungen der Nieren erkennen lassen.

Besonders oft machen diese sich durch Schwellungen mit Flüssigkeits-
ansammlung, die mit Schmerzen verbunden sind, im Bereich der Kniege-
lenke auf sich aufmerksam.

Bei fast allen Nierenerkrankungen sind die Akupunkturpunkte des
Nierenmeridians leicht druckempfindlich und schmerzhaft.

Die Beine und Füße fühlen sich bis hoch zum Po kalt an.

Nieren- und Blasenerkrankungen haben fast gleiche Anzeichen in den
Beinen.

Die Behandlung dieser Beschwerden in den Beinen ist daher die gleiche
wie sie für die Blase beschrieben ist, nur auf den Nierenmeridian, also auf
die Nieren bezogen.

Quellennachweis

Die auf den Seiten 15 bis 16 verwendeten Bilder und Beschreibungen sind
entnommen aus den Bänden:

Mensch und Gesundheit, Seite 274, ISBN 3-570-03885-1
Die große Bertelsmann-Lexikothek, Band 5, Seite 307,
ISBN 3-570-03885-8

Die auf den Seiten 95 bis 123 verwendeten Abbildungen der Meridiane und
deren Beschreibungen sowie die der Akupunkturpunkte sind entnommen
aus dem Buchband:

Großer Akupunktur-Bildatlas, Charles Waldemar,
Perseus GmbH. Medizintechnik - München, ISBN 3-92312-004

Die auf der Seite 13 verwendeten Bilder und Beschreibungen sind entnommen aus dem Buch:

@DW *Style@ Sein und Werden,* »Die menschliche Frühentwicklung«, Erich
Blechschmidt, Seite 38, ISBN 3-87838-350-9, Verlag Urachhaus Johannes
M. Mayer GmbH & CoKG, Stuttgart

Die auf der Seite 93 verwendete Aufzeichnung ist ein Informationsblatt der
Firma Lomapharm:

LOMAPHARM INFORMIERT, Druckschrift Nr. 0045/77
Rudolf Lohmann GmbH KG, Pharmazeutische Fabrik, Emmerthal 1

Michael Blate
Das Akupressur Handbuch
Zur Soforthilfe für den Alltag

Wie von der Akupunktur bekannt, arbeitet die chinesische Medizin mit Energiebahnen des Körpers. Auch die einfacher anzuwendende Akupressur arbeitet mit diesen Bahnen und bestimmten Punkten, die über Energielinien mit entsprechenden Organen und Drüsen in Verbindung stehen. Die Stimulierung dieser Punkte durch Druck verbessert schnell und merklich die Funktion dieser Organe oder Drüsen.

Das Akupressur-Handbuch ist ein äußerst wertvolles Hilfsmittel zur Ersten Hilfe bei Krankheiten und Beschwerden. Nach einer kurzen, aber fundierten Einführung finden wir im ersten Teil in alphabetischer Reihenfolge viele Krankheiten und Beschwerden und dazu die Druckpunkte, deren Stimulierung Linderung bringt. Diese Punkte sind durchnumeriert, und so ist es ganz einfach, im zweiten Teil nachzuschlagen, in dem die Lage der Punkte auf Zeichnungen und in Beschreibungen so dargestellt ist, daß sie leicht zu finden sind. Hier sind auch die entsprechenden Indikationen noch einmal aufgeführt.

Für alle, die sich und anderen schnell Linderung verschaffen wollen, ist dies eine Haus- und Reiseapotheke, die Medikamente und weitere Hilfsmittel überflüssig macht. Ein Klassiker, nunmehr in der 3. Auflage!
Paperback, 228 Seiten, 14 x 21 cm,
ISBN 3-89060-421-8

Akupunktur – Heilung für dich
von J. R. Worsley

Akupunktur ist eine der ältesten Heilweisen, die der Menschheit bekannt sind. Sie wurde vor ca. 5000 Jahren in China begründet, doch die Weisheit, die ihr zugrunde liegt, ist heute ebenso lebendig und wichtig, wie sie es seit jeher war. Die Tatsache, daß Akupunktur bis heute in zunehmenden Maße auch in der westlichen Welt angewandt wird, spricht für ihre Wirksamkeit.

Neben der Frage „Wie wird Akupunktur am besten angewandt?" setzt Professor Worsley sich in diesem Buch intensiv mit dem Thema auseinander, was es heißt, Akupunkteur zu sein, wobei er hohe Anforderungen an Ausbildung, die Grundhaltung und langjährige Praxis des Behandelnden stellt. Außerdem beantwortet er alle Fragen über diese chinesische Heilweise, die häufig gestellt werden.
Paperback 128 Seiten, ISBN 3-89453-077-4

Tafeln zur Akupunktur und Akupressur

Akupunktur und Akupressur sind die ältesten Heilweisen, die der Menschheit bekannt sind. Beide Methoden haben das Ziel, Energieblockaden zu lösen und den Fluß der Lebensenergie zu harmonisieren.

Auf zwei Postern sind die vierzehn Meridiane mit allen Akupunkten dargestellt.

Ein Beiheft gibt Auskunft über Wissenswertes von Akupunktur und Akupressur und beschreibt den Verlauf der Meridiane und die Lage der Punkte.

Die Poster sind ein unentbehrliches Hilfsmittel für die Arbeit mit Akupuntur, Akupressur, Do-In, Shiatsu, Touch-for-Health, Kinesiologie und allen anderen Heilmethoden, die auf der Bewegung der Lebensenergie im Körper und deren Beeinflussung beruhen.
2 Poster im Format 70 x 50 cm,
in einer Mappe,
mit 16seitigem Beiheft, ISBN 3-89453-082-0

**Tafel zur Metamorphischen Methode
und den Universellen Prinzipien**

Die Metamorphische Methode ist aus den Grunderkenntnissen der Fußreflexzonen-Massage entstanden. Durch Berührung des Reflexbereiches der Wirbelsäule an Füßen, Händen und Kopf kann man auf vorgeburtliche Prägungen Einfluß nehmen. Übersichtlich sind auf dieser Tafel anhand von Grafiken die Entsprechungen der einzelnen Fußabschnitte und der Wirbelsäule zur Entwicklungszeit im Mutterleib – auch in Bezug auf die Entwicklung von Körper, Verstand, Gefühl und Verhalten – dargestellt.

Ein weiterer Abschnitt der Schautafel veranschaulicht die gleichen Entsprechungen auf der Ebene der Universellen Prinzipien.

Eine empfehlenswerte Arbeitshilfe für die praktische Anwendung dieser Methoden.
Poster im Format 50 x 70 cm, gefaltet im Umschlag, ISBN 3-89453-035-9

**G. St. Pierre & B. D'Arcy Thompson
Die Kernprinzipien der
Metamorphischen Methode**

In diesem kleinen Band sind die Grundprinzipen der Metamorphischen Methode zusammengefaßt, so daß der interessierte Leser sich in Kürze über die Grundlagen dieser Methode informieren kann. In den zwei anschließenden Kapiteln beschreibt Gaston Saint Pierre beeindruckende Erfahrungen seiner Arbeit anhand seiner eigenen Lebensgeschichte.
Erweiterte und verbesserte Neuauflage, Paperback, 72 Seiten, ISBN 3-89453-068-5

**Tafel zur Druckmassage von
Hand, Fuß und Kopf**

Die Hände und Füße und der Kopf sind die »äußeren Endpunkte« des Körpers. Von diesen Punkten aus kann man mit allen lebenswichtigen Organen, Drüsen und Nerven Verbindung aufnehmen und die Lebensernergie befreien und harmonisieren.

Die Abbildungen auf diesem Poster stellen die Zonen und Druckpunkte von Hand, Fuß und Kopf dar, durch deren Massage sich viele körperliche Störungen beheben lassen. Eine nützliche Orientierungshilfe für alle, die mit Methoden der Reflexzonentherapie arbeiten.
Poster im Format 70 x 50 cm gefaltet im Umschlag, ISBN 3-89453-084-7

**Was ist Akupunktur?
von J.R. Worsley**

Professor Worsley, weltweit einer der besten seines Faches, gibt in diesem schon legendären Vortrag von 1980 in New York eine hervorragende Einführung der TCM (Traditionelle Chinesische Medizin).

Eine wunderbare, mit Esprit und Humor dargestellte Einführung in den Geist der chinesischen Akupunktur, in der deutlich wird, wie wichtig es für die Menschheit ist, sich wieder auf die Naturgesetze einzustimmen. Diese gelten heute – auch für Menschen im Westen – genauso unveränderlich wie für die alten Chinesen und sind Grundlage für die Gesundheit von Körper, Geist und Seele.
Paperback, 128 Seiten, ISBN 3-89453-069-3

Tafel zur Ji-Jiu-Druckpunktmassage

Dieses Poster ist eine Akupressur-Landkarte vom menschlichen Körper. Ein hilfreicher und wertvoller Wegweiser zu Akupressurpunkten und Massagezonen.

Die Tafel, mit übersichtlichen Abbildungen der 116 Ji-Jiu-Druckpunkte, läßt sich unkompliziert verwenden. Eine Grundanleitung zur Akupressur sowie drei Tabellen zur Zuordnung von Symptomen zu entsprechenden Punkten ermöglichen die direkte Benutzung.
*Poster im Format 70 x 50 cm,
gefaltet im Umschag,
ISBN 3-89453-059-6*

Auf Wunsch senden wir Ihnen gerne unser aktuelles Verlagsverzeichnis kostenlos zu. Bitte schreiben Sie an:

Ryvellus bei Neue Erde, Rotenbergstr. 33, D-66111 Saarbrücken
Fax 0681 - 390 41 02

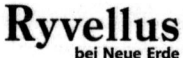